生命百科

U0724652

认识人体

生命百科编委会　编著

中国大百科全书出版社

图书在版编目（CIP）数据

认识人体 / 生命百科编委会编著 . -- 北京 ： 中国大百科全书出版社， 2025. 1. --（生命百科）. -- ISBN 978-7-5202-1826-9

Ⅰ . R32-49

中国国家版本馆 CIP 数据核字第 2025ML1509 号

总 策 划：刘 杭 郭继艳
策划编辑：王 阳
责任编辑：张会芳
责任校对：闵 娇
责任印制：王亚青
出版发行：中国大百科全书出版社有限公司
地 址：北京市西城区阜成门北大街 17 号
邮政编码：100037
电 话：010-88390811
网 址：http://www.ecph.com.cn
印 刷：唐山富达印务有限公司
开 本：710mm×1000mm 1/16
印 张：10
字 数：100 千字
版 次：2025 年 1 月第 1 版
印 次：2025 年 1 月第 1 次印刷
书 号：ISBN 978-7-5202-1826-9
定 价：48.00 元

—— 总　序

这是一套面向大众、根植于《中国大百科全书》第三版（以下简称百科三版）的百科通俗读物。

百科全书是概要记述人类一切门类知识或某一门类知识的完备的工具书。它的主要作用是供人们随时查检需要的知识和事实资料，还具有扩大读者知识视野和帮助人们系统求知的教育作用，常被誉为"没有围墙的大学"。简而言之，它是回答问题的书，是扩展知识的书。

中国大百科全书出版社从 1978 年起，陆续编纂出版了《中国大百科全书》第一版、第二版和第三版。这是我国科学文化建设的一项重要基础性、标志性、创新性工程，是在百年未有之大变局和中华民族伟大复兴全局的大背景下，提升我国文化软实力、提高中华文化国际影响力的一项重要举措，具有重大的现实意义和深远的历史意义。

百科三版的编纂工作经国务院立项，得到国家各有关部门、全国科学文化研究机构、学术团体、高等院校的大力支持，专家、学者 5 万余人参与编纂，代表了各学科最高的专业水平。专家、作者和编辑人员殚精竭虑，按照习近平总书记的要求，努力将百科三版建设成有中国特色、有国际影响力的权威知识宝库。截至 2023 年底，百科三版通过网站（www.zgbk.com）发布了 50 余万个网络版条目，并陆续出版了一批纸质版学科卷百科全书，将中国的百科全书事业推向了一个新的高度。

重文修武，耕读传家，是我们中国人悠久的文化传承。作为出版人，我们以传播科学文化知识为己任，希望通过出版更多优秀的出版物来落实总书记的要求——推动文化繁荣、建设中华民族现代文明，努力建设中国式现代化强国。

为了更好地向大众普及科学文化知识，我们从《中国大百科全书》第三版中选取一些条目，通过"人居环境""科学通识""地球知识""工艺美术""动物百科""植物百科""渔猎文明""交通百科"等主题结集成册，精心策划了这套大众版图书。其中每一个主题包含不同数量的分册，不仅保持条目的科学性、知识性、准确性、严谨性，而且具备趣味性、可读性，语言风格和内容深度上更适合非专业读者，希望读者在领略丰富多彩的各领域知识之时，也能了解到书中展示的科学的知识体系。

衷心希望广大读者喜爱这套丛书，并敬请对书中不足之处给予批评指正！

《中国大百科全书》编辑部

"生命百科"丛书序

  生命的诞生源自生物分子的出现,历经生物大分子、细胞、组织、器官、系统至个体、种群、人类的过程。在宏观进化链中,生物进化范畴的最顶端是人类的出现。

  从个体大小上讲,生命体有高大的木本植物,有低矮的草本植物,还有能引起人类或动植物疾病的真菌、细菌、病毒等微生物。从生活空间上讲,生命体有广布全球的鸟,有在水中自由自在的鱼等。从感官上讲,生命体有香气宜人的植物,也有赏心悦目的花。从发育学上讲,有变态发育的动物(胚胎发育过程中形态结构和生活习性有显著变化的动物,也称间接发育动物),如昆虫;也有直接发育的动物(胚后发育过程中幼体不经过明显的变化就逐渐长成成体的动物),如包括人类在内的哺乳动物、鸟类、鱼类和爬行类等。有的生命体还是治疗其他动植物疾病的药,如以药用动植物为主要原料的药物等。为维持生命体健康地生长与发育,认识疾病、诊断疾病、治疗疾病很有必要。

  为便于读者全面地了解各类生物,编委会依托《中国大百科全书》第三版生物学、作物学、园艺学、林业、植物保护学、草业科学、渔业、畜牧、现代医学、中医药等学科内容,组织策划了"生命百科"丛书,编为《常见木本植物》《常见草本植物》《香气宜人的植物》《赏心悦目的花》《广布全球的鸟》《自由自在的鱼》《变态发育的昆虫》《认识人体》《常见的疾病》《常见的疾病诊断方法》《治疗百病的药——

现代药》《治疗百病的药——中医方剂》等分册，图文并茂地介绍了各类生命体及与人类健康相关知识。

希望这套丛书能够让更多读者了解和认识各类生命体，起到传播生命科学知识的作用。

生命百科丛书编委会

目 录

第1章 骨骼系统 1

第2章 肌肉系统 45

第 **3** 章　脉管系统　81

第6章 内脏系统 131

骨骼系统

骨

骨是由坚硬而具弹性的骨组织构成的器官，全身骨互相连接构成骨骼，为运动系统的组成部分。

◆ 骨的类型

成人有骨 206 块。骨按部位可分为颅面骨、躯干骨和四肢骨，从形态上可分为长骨（管状骨，如肱骨、股骨）、短骨（如腕骨、跗骨）、扁骨（如顶骨、骨盆骨）和不规则骨（如椎骨）。部分肌腱或韧带内（如手掌面、足跖面）有卵圆形结节状小骨块，称为籽骨，用以代替部分关节面，变更、缓和所受压力，减少肌腱与骨面间的摩擦，改变骨骼肌牵引的方向等。籽骨一般仅数毫米大小，但髌骨是全身最大的籽骨。骨的变异甚多，有时邻近两骨可合并为一块，如寰椎与枕骨愈合；有时应合并的骨未能合并，如额骨分为两块。手、足骨部分偶见附骨（由几个骨化点形成的骨未愈合成一块，或出现额外的骨化点），故在阅读骨骼 X射线片时，应注意勿认为是骨折。各骨的大小、形态与其功能相适应。骨的表面由于肌肉的附着以及邻近肌腱、神经、血管的通过而形成转子、结节、突起、嵴、沟和切迹。骨外附有骨膜，内有骨髓腔，充以骨髓。

◆ **骨的功能**

骨的主要功能为：①保护内脏器官、神经组织和功能间隙。②作为机体支架、支持体重、对抗重力。③提供坚固的运动链和肌肉附着点，在运动中发挥杠杆作用。④作为储存钙磷的仓库，以保持体内矿物盐平衡。⑤骨髓是造血组织。

骨分为皮质骨（密质骨）和小梁骨（松质骨、海绵骨、髓质骨），皮质骨的疏松度为 5% ～ 30%，小梁骨的疏松度为 30% ～ 90%。长骨多呈管状，位于四肢游离部分。中间部分较长，称为骨干，内有空腔，即骨髓腔，含有骨髓。两端为骨端，在未发育成熟时称为骨骺，其表面为较薄的骨密质，内部为骨松质。骨干与骨骺相交处为干骺端。在具有复关节及具多数突起的骨有附加骨化点。短骨外面为密质骨，内部全为松质骨，起支持作用。扁骨多位于人体中轴及四肢肢带部，组成容纳重要器官的腔壁，起保护作用。

◆ **骨的构造**

长骨干的皮质由较厚的骨密质构成，皮质骨在内、外环板之间有多层同心圆排列的圆筒状骨板，其中心有一纵行管道，是血管、神经通路，这种由骨板和中心管道形成的结构称为哈佛氏系统或骨单位。

骨的附属组织有骨膜、骨髓、血管、神经等。骨膜分为骨外膜与骨内膜。骨外膜为包被在骨表面较厚致密的结缔组织膜，有粗大的胶质纤维束——沙比氏纤维，穿入骨质，起固定骨膜的作用。骨外膜内层的生骨细胞在幼年时非常活跃，可分化为成骨细胞，参与骨的形成；成年后处于静止状态，但终生保持分化能力，一旦骨折，可分化为成骨细胞，形成骨痂。骨内膜为薄层结缔组织膜，不仅衬附在骨髓腔面，也被附在骨小梁和哈佛氏管的内表面，具有分化为成骨细胞和破骨细胞的能力。

骨髓充填于骨髓腔及骨松质的网眼内，由多种细胞及网状结缔组织构成，血管丰富，胎儿及幼儿的骨髓含大量不同发育阶段的红细胞及其他幼稚型血细胞，呈红色，称为红骨髓，有造血功能。5～7岁后红骨髓渐为脂肪组织代替，呈黄色，称黄髓。成年后仅扁状骨、不规则骨、长骨骨端的骨髓保留为红骨髓，具有制造与释放血细胞成分的作用。大量失血时，黄髓可转变为红骨髓，重新执行造血功能。

◆ 骨组织

骨组织由骨细胞和细胞外基质组成。

骨细胞系统的细胞由间充质细胞分化而来，形成骨细胞谱系，包括生骨细胞、成骨细胞、骨细胞和破骨细胞。①生骨细胞。又称骨祖细胞或前成骨细胞，是骨细胞谱系中的干细胞。生骨细胞终身发挥作用，在正常骨生长与再建时，可分化为成骨细胞和破骨细胞；在骨缺损或骨折修复时，还可被激活分化为骨形成细胞；还对已经分化的骨细胞有调整作用。②成骨细胞。常呈单层上皮样覆盖于新生骨的表面，活跃时呈肥胖的立方形或圆形，静止时则呈扁平柱状，细胞之间以裂隙接合，表面有多数短绒毛状突起与相邻细胞相接。③骨细胞。一旦成骨细胞包埋于由其分泌的骨基质中，即转变为骨细胞，位于骨间质中腔隙的骨陷窝内，由胞质发出突起与相邻骨细胞突起连接，通过骨小管从周围组织的血管获得营养。骨细胞寿命有限，可逐渐衰老死亡。④破骨细胞。为一种多核巨细胞，核的数目不一，平均为 20～30 个。破骨细胞大小不等，形态不一，多为不规则圆形或卵圆形，细胞数量只为成骨细胞的 1%。

◆ **骨的生物力学**

骨在结构上为非均质及各向异性。干骨呈脆性，相对伸长 0.4% 将被破坏；湿骨的相对延伸率较高，为 1.2%。骨具有相对较高的拉伸强度，其拉伸弹性模量大于压缩弹性模量。长骨受到的力是通过关节传递的力和肌肉收缩力，骨干承受以弯曲、压缩变形为主的组合变形。

骨在形态构造和力学性能上充分适应其功能，其改变受作用其上的应力 - 应变控制。骨的生长发育受压力 - 应变调整。在骨组织与机械力之间存在一种生理平衡。应力增加会引起骨质增生，而应力降低又会引起骨质吸收。这种变化既包括外塑型即增生吸收的变化，又包括内塑型即钙磷含量的变化。正常非连续载荷的刺激对骨的生长有利，而超过或低于正常的载荷则会影响骨组织生长。

骨骼的结构在纵横方向上有所不同，其强度也随载荷方向而异，在最常承受载荷方向上，骨骼强度和刚度最大，密质骨又大于松质骨。附着在骨骼上的肌肉可改变其应力分布。肌收缩时所产生的压应力可降低或消除加于骨骼上的拉应力。松质骨为多孔结构，具有较高储存能量能力，应变超过原始骨长度 7% 时才发生断裂，而密质骨在只超过 2% 时就可以断裂。加载速度可影响骨折的类型和邻近软组织的损伤程度。当载荷频数超过防止断裂所需重建速度时，骨骼可发生疲劳性损伤。

骨骼可自行修复，随力学要求而改变其性质和外形，经一段废用（如因病长期卧床）或活动明显增加后，可观察到骨骼密度的改变，骨骼具有适应力学对其要求的能力，重建时在需要处形成，而在不需要处被吸收。骨可以通过自身形成与吸收保持内部压力水平，适应外力变化。

◆ **骨的发生**

骨源于胚胎时期的间充质，其发生有两种方式，即膜内骨化和软骨内骨化。膜内骨化是直接从胚胎结缔组织膜内形成骨组织，如颅盖骨及面骨间充质细胞分化为许多成骨细胞，形成成骨中心。在其周围分泌有机基质，细胞被埋于其中，于是形成类骨质，此后骨盐沉积其上就成为骨组织。软骨内骨化是由胚胎间充质分化成未来骨的软骨雏形，在未来的骨干部位，软骨膜开始以膜内成骨方式环绕软骨中段生成骨领，其他部分则继续增厚加长，成为原始骨松质，代替软骨起支持作用，骨领周围的软骨膜即变为骨外膜。人体四肢的长、短管状骨以及躯干的不整形骨都是软骨内化骨。

骨干经不断改建，形成骨密质，呈现环行骨板，出生后一年左右开始形成由多数同心圆排列的哈佛氏系统。骨干由于骺板成骨，其长度得以不断增加。正常情况下，骺板软骨的增殖、破坏与成骨增长速度保持平衡，故骺板厚度相对稳定。17～20岁，骺板闭合，骨干即停止生长，因维生素 D 缺乏而发生佝偻病时，软骨柱变长，不能很好骨化，因此骺板加宽，呈杯口状。

骨是有生命的活的器官，具有生长发育和新陈代谢特点，并有破坏改建及创伤愈合修复再生的能力。经常锻炼，骨发育良好；长期不用，则萎缩退化。

◆ 骨的再建

人的一生中骨骼内不断进行的更新与改造，先由破骨细胞移除一定量的骨组织，再在吸收区形成新的骨组织。骨骼有 4 种自然包被或表面，后三者也称为内包被，覆盖骨的全部软组织。骨具有广阔的表面，这不仅有利于骨内血循环与全身组织进行交换，也有利于骨组织的转换，即骨组织更新替代。

骨再建过程可简写为 ARF，即激活、吸收、形成。整个周期可用 σ 表示，为 4 ～ 5 个月，儿童最快，20 岁左右逐渐下降，35 岁达最低点，以后又缓慢上升，成年后发生的骨代谢病多表现为骨再建紊乱。

骨再建受很多因素影响，甲状旁腺素（PTH）作用于肾小管，可使尿磷增加而血磷降低，间接影响骨的生长，还可直接作用于骨，促进骨吸收，使血钙升高，甲状旁腺素促进 RNA 合成，增加细胞去极化，结果细胞膜对钙的通透性增加，骨吸收增加。PTH 的骨吸收作用需要维生素 D 存在，低钙血能刺激甲状旁腺而使骨钙动员，促进骨吸收，高钙血能刺激甲状腺 C 细胞分泌降钙素（CT），阻止钙动员，抑制骨吸收，维生素 D 代谢产物均能刺激骨吸收。破骨细胞有接受 PTH 与 CT 的受体，人的淋巴细胞可产生破骨细胞激活因子，可诱导破骨细胞，促进骨吸收。

◆ 骨愈合

骨骼损伤（如骨折）后，只要断端固定及血供良好，均可通过骨痂自行愈合。若缺损较大，则需植骨，其中以植自体松质骨最好。

20 世纪 60 年代，乌里斯特即提出骨形态形成蛋白（BMP）概念，其重要性在于能在体内或体外培养中诱导间充质细胞分化为软骨或骨组织，对修复骨缺损是一个很大的进展，已从牛、猪等骨中提取部分纯化的骨形成蛋白，在植入物吸收的同时，体内不断释放 BMP 和骨骼生长因子（SGF）。BMP 在吸收部位诱导血管周围间充质细胞分化为成骨细胞，而 SGF 作为有丝分裂原，能刺激成骨细胞增长，使其成倍增长，这样新骨就在吸收部位不断形成。

异种骨移植可在受体引起强烈的免疫排斥，这是由于异种骨基质中许多有机成分都是抗原性物质，通过体外处理减弱植骨抗原性的同时保留其成骨能力，这是异种骨移植成功必须解决的问题。

颅　骨

颅骨是中轴骨的一部分。位于脊柱的上方，由23块（6块听小骨除外）形状和大小不同的骨借相互间的连结而形成。颅骨不仅保护脑和感觉器，而且容纳消化系统和呼吸系统的起始部。根据颅骨所在位置，可分为脑颅骨和面颅骨两部分。其连结有直接连结和间接连结两种，以前者为多。

颅盖骨之间多以缝的形式直接连结，即在骨间有薄层结缔组织膜相连。颅底骨之间则多为软骨连结。这些连结极其牢固，不能运动。随着年龄的增长，缝和软骨结合均可骨化成为骨性结合。

颞下颌关节又称下颌关节。由下颌骨的下颌头、颞骨的下颌窝和关节结节构成，

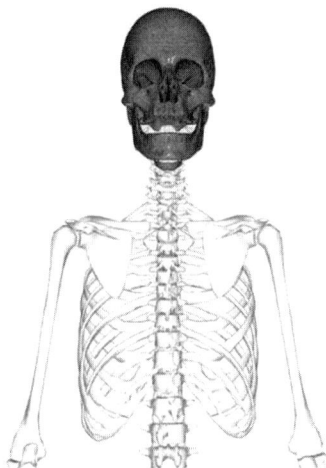

颅骨

囊内有关节盘，将关节腔分成上、下两部。关节囊的前部较薄弱，因此，颞下颌关节易向前脱位。张口时，下颌骨体向后下方运动，而下颌头随同关节盘滑至关节结节的下方。如张口过大，且关节囊过度松弛，下颌头可滑至关节结节的前方，而不能退回关节窝，造成颞下颌关节脱位。闭口则是下颌骨上提并伴下颌头和关节盘一起滑回关节窝的运动。

◆ **脑颅骨**

脑颅骨是颅骨的一部分。由8块骨组成，位于颅的后上部，围成容纳脑的颅腔。包括成对的颞骨和顶骨及不成对的额骨、枕骨、蝶骨和筛骨。

颞骨属于不规则骨，居颅腔的侧壁，介于顶骨、蝶骨和枕骨之间。以外耳门为中心分为鳞部、鼓部和岩部3部。岩部后下方的向下突起，称乳突，是重要骨性标志。

顶骨左右各一。位于颅盖的中部，多呈四边形，为外凸内凹的扁骨。

额骨位于颅的前上方，呈贝壳状，构成颅盖和颅底的前部。分为额鳞、眶部、鼻部。额骨前下部内有含气腔，称额窦。

枕骨位于颅的后下部，呈勺状，其前下部有枕骨大孔。此孔的前部为基底部，后部为枕鳞，两侧为侧部。

蝶骨呈展翅的蝴蝶状，位于颅底的中央，嵌于颅底诸骨之间。分为体、大翼、小翼和翼突4部。蝶骨的体居中央，内含一对含气

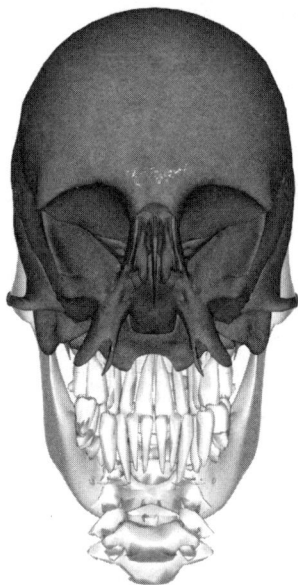

脑颅骨

腔称蝶窦。

筛骨从前面观呈巾字形，位居蝶骨的前方和两眶之间。水平位的为筛板，其上有许多嗅神经通过的筛孔，分隔颅腔与鼻腔。筛板向下延伸的正中矢状位骨板，称垂直板，参与构成骨性鼻中隔。筛骨迷路由菲薄的骨片围成许多含气小腔为筛小房，又称筛窦。

◆ **颅窝**

由于居颅腔内的脑底面位置高低不平，致使颅底内面形成阶梯状的3个窝称为颅窝。包括前部最高的颅前窝、中部的颅中窝和后部最低的颅后窝。

颅前窝由额骨眶部、筛骨的筛板和蝶骨小翼构成。筛板的正中有呈矢状位的鸡冠。筛板上的筛孔为嗅神经通过之处。由于此窝的额骨部分和筛板的骨质菲薄，故易发生骨折。

颅中窝由蝶骨体及大翼、颞骨的岩部和鳞部，以及顶骨的前下部构成。蝶骨体上面正中有垂体窝，其前方有一横行的交叉前沟借视神经管通入眶。垂体窝两侧的浅沟为颈动脉沟，于后方的破裂孔处续于颈动脉管内口。颈动脉沟的前外侧有眶上裂，向前入眶。蝶骨大翼近内侧部，由前内侧向后外侧依次排列着圆孔、卵圆孔和棘孔3对孔。由棘孔向外侧形成呈树枝状的脑膜中动脉沟，为营养脑膜的动脉经过之处。在颞骨岩部尖端处的一指状压迹，称三叉神经压迹，其后外侧的圆形隆起为弓状隆起。弓状隆起与颞骨鳞部之间的薄骨板名鼓室盖，构成中耳鼓室的上壁。

颅后窝中央最低处有枕骨大孔。孔的前方为斜坡，孔的前外侧部有舌下神经管。枕骨大孔的后上方十字形隆起正与枕外隆凸相对，称为枕内隆凸。由此向上延续为上矢状窦沟，向外侧延伸形成横窦沟，继而向下前内弯曲为乙状窦沟，末端续于颈静脉孔。颞骨岩部后面中央处的一较大的孔，称内耳门。

◆ **面颅骨**

面颅骨是颅骨的一部分。有15块，居颅的前下部，构成面部的支架。其中有成对的上颌骨、腭骨、颧骨、鼻骨、泪骨和下鼻甲及不成对的下颌骨、舌骨和犁骨。在面颅骨中除下颌骨和舌骨分别借关节和韧带连于颅以外，余各骨互相直接连结在一起。

上颌骨属于不规则骨，位于面颅中央，左右各一，参与构成鼻腔外侧壁、口腔顶和眶下壁的大部分。上颌骨的中部为上颌体，内含较大的空腔称上颌窦。

腭骨呈 L 形，位于上颌骨的后方，分为水平板和垂直板，分别构成骨腭的后份与骨性鼻腔外侧壁的后份。

颧骨位于眶的外下方，形成面颊部的骨性突起。

鼻骨位于鼻背，为长条形的小骨片，构成鼻背的基础。

泪骨居眶内侧壁的前部，为菲薄的小骨片。

下鼻甲薄而卷曲的小骨片，附于骨性鼻腔下部的外侧壁上。

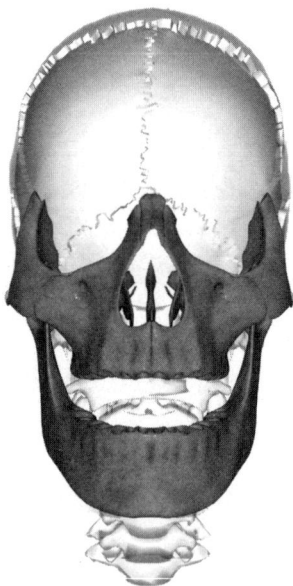

面颅骨

下颌骨位于面部前下份，呈马蹄形，分一体两支。下颌体其上缘为牙槽弓，有容纳下颌各牙根的牙槽；下缘构成下颌底。体的外面有凸向前的颏隆凸，体的前外侧面上有颏孔。由体向后上方伸出的一对方形骨板为下颌支，髁突的上端膨大成下颌头，与颞骨构成颞下颌关节。下颌支的后缘与下颌底相交成下颌角。

舌骨位于下颌骨的下后方，喉的上方，呈蹄铁形。分为舌骨体、大角和小角。

犁骨位居鼻腔正中的斜方形骨板，组成骨性鼻中隔的后下份。

躯干骨

躯干骨是颅骨以外的中轴骨。包括24块椎骨、1块骶骨、1块尾骨、1块胸骨和12对肋。它们分别参与脊柱、骨性胸廓和骨盆的构成。

幼年时，椎骨有32或33块，即颈椎7块、胸椎12块、腰椎5块、骶椎5块和尾椎3～4块。成年后5块骶椎融合成1块骶骨，3～4块尾椎则融合为1块尾骨。

椎骨由前方的椎体和后方的椎弓组成。椎体与椎弓共同围成椎孔，所有椎骨的椎孔连接成容纳脊髓的椎管。

骶骨是脊柱末端的楔形三角骨，由5块骶椎融合而成。位于尾椎之上，与骨盆相接。骶椎融合后在盆面中部可见4条横线。横线两段有4对骶孔，骶神经血管由此通过。骶骨参与构成骨盆后壁，上连第五腰椎，下连尾骨。

尾骨由3～4块退化的尾椎融合而成，上接骶骨，下端游离为尾骨尖。

胸骨为上宽下窄、前凸后凹的长形扁骨。位于胸前壁正中的扁骨。分为胸骨柄、胸骨体和剑突3部分。胸骨柄上缘的中份为颈静脉切迹，其两侧为锁切迹与锁骨相关节。柄与体连结处形成突向前方的隆起称胸骨角，可在体表触知，两侧平对第2肋，常作为计数肋的重要标志。胸骨体侧缘接第2～7肋软骨。剑突末端游离，在体表可摸到。

肋是构成胸廓的扁长而弯曲的骨板。包括肋骨和肋软骨两部分，共12对。肋骨是细长而呈弓状的扁骨，分为肋头、肋颈、肋结节、肋体及肋沟等，肋间神经和肋间后血管多沿肋沟走行。肋体的后份急转处称肋角。第1肋骨上下扁，宽而短，无肋角和肋沟，第2肋骨为过渡型。第11、12肋骨一般无肋结节、肋颈及肋角。肋软骨为透明软骨，一般终生不骨化，接于各肋骨的前端。第1肋软骨与胸骨柄之间的连结是一种特殊的不动关节，第8～10肋软骨的前端不直接与胸骨相连，而依次与上位肋软骨形成肋弓，第11和12肋的前端游离于腹壁肌肉之中。

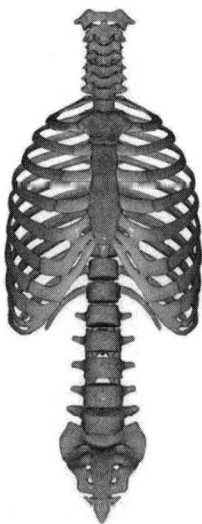

躯干骨

◆ 颈椎

颈椎是构成脊柱颈部的椎骨。颈椎共7块，除第1颈椎无椎体外，其余椎体均相对较小，横切面呈椭圆形；椎孔较大，多呈三角形。横突根部有孔，称横突孔，其中有椎血管通过。横突末端形成前结节和后结节。第6颈椎横突前结节较大称颈动脉结节，颈总动脉经其前方。当头部出血时向此结节压迫颈总动脉，进行暂时性止血。第2～6颈椎的棘突短而分叉。

寰椎为第 1 颈椎，呈环状，无椎体、棘突和关节突，而由前弓、后弓和一对侧块构成。前弓较短，其后面正中有齿突凹与第 2 颈椎的齿突相关节。后弓上面有椎动脉沟。侧块连接前、后弓，上面皆有椭圆形的上关节面与枕髁相关节；下面有圆形的下关节面与第 2 颈椎的上关节面相关节。枢椎为第 2 颈椎，在椎体的上方伸出突起，称齿突，与寰椎的齿突凹相关节。隆椎为第 7 颈椎，棘突特别长，末端不分叉，皮下易于触及，临床常作为计数椎骨序数和针灸取穴的重要标志。

附肢骨

附肢骨是中轴骨之外的骨结构，包括上肢骨和下肢骨。上肢骨、下肢骨皆由与躯干骨相连结的肢带骨和能够自由活动的自由肢骨组成。上肢骨每侧 32 块，包括上肢带骨和自由上肢骨两部分；下肢骨每侧 31 块，包括下肢带骨和自由下肢骨两部分。人类由于直立，上肢从支持功能中解脱出来，成为灵活运动的劳动器官，使上肢骨骼形体轻巧；而下肢骨骼则粗大强壮，利于支撑体重和移动身体。

◆ 上肢带骨

上肢带骨是连接上肢骨与躯干骨的骨结构，包括对称的锁骨和肩胛骨各一对。锁骨架于胸

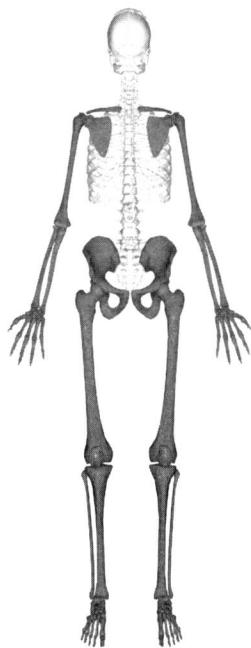

附肢骨

廓的前上方，全长可在体表摸到。因其外、中 1/3 交界处较细易发生骨

折。其内侧端称胸骨端与胸骨柄的锁切

迹形成胸锁关节。外侧端称肩峰端与肩

峰相关节。锁骨是上肢骨中唯一与躯干

骨构成关节的骨。它不仅支撑肩胛骨向

外，使肩关节与胸廓保持距离，且对经

过其下方的上肢大血管和神经起重要保

护作用。

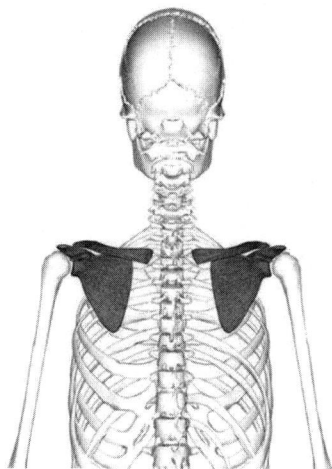

上肢带骨

肩胛骨是呈三角形的扁骨，贴附于

胸廓后外侧上份的第 2 ～ 7 肋骨间，分

为 3 个缘、3 个角和前后 2 个面。其上缘薄而最短，外侧缘肥厚，邻近

腋窝。内侧缘锐薄而长，对向脊柱。

◆ 自由上肢骨

自由上肢骨是游离于躯干外的上肢骨，由肱骨、

桡骨、尺骨、手骨组成。

肱骨

肱骨是自由上肢骨的组成部分，位于上臂，是

典型的长骨，分为上端、体和下端。

上端有呈球形的肱骨头与关节盂形成肩关节。

头周围形成稍缩窄的环形沟称解剖颈，肱骨的上端

与体交界处较细称外科颈，为骨折好发部位，因需

外科治疗而得名。肱骨体的中部外侧有粗糙的三角

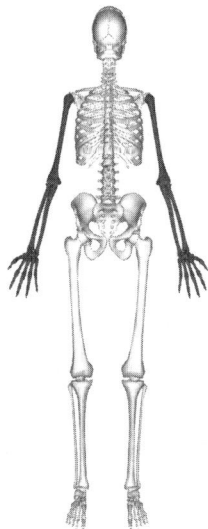

自由上肢骨

肌粗隆，后面中部有由内上斜向外下的桡神经沟，桡神经和肱深动脉由此经过。肱骨头外侧与前方的隆起为大结节和小结节，两结节间纵沟为结节间沟，内有肱二头肌长头腱通过。肱骨下端的肱骨小头、肱骨滑车，以及冠突窝、鹰嘴窝两个凹，共同形成肘关节的一部分。还有两个突起，称为髁。内上髁后方的浅沟为尺神经沟，尺神经由此经过。

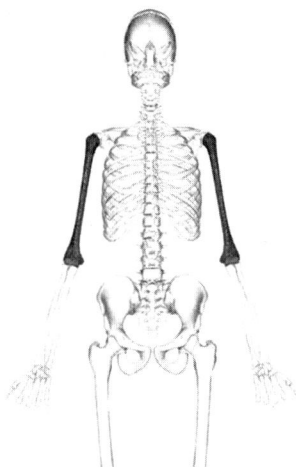

肱骨

桡骨

桡骨是自由上肢骨的组成部分，居前臂二骨中的外侧，属长骨，分一体两端。

桡骨上端稍膨大，称桡骨头，其上面的关节凹与肱骨小头相关节。头周围的环状关节面与尺骨桡切迹形成桡尺近侧关节。桡骨体呈三棱柱形，内侧缘为骨间缘。体的上份前内侧处有桡骨粗隆。其外侧的向下突出称桡骨茎突。下端内侧的关节面称尺切迹；下面的腕关节面与腕骨相关节。桡骨下端宽而薄且骨松质较多，故此处易发生骨折。

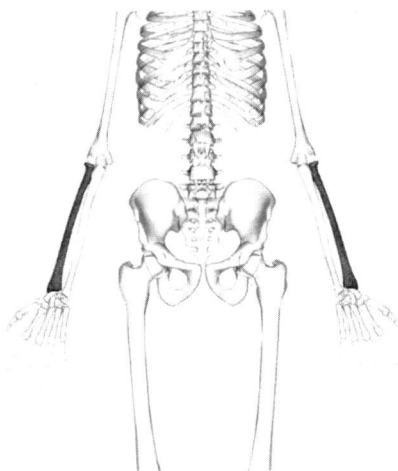

桡骨

尺骨

尺骨是自由上肢骨的组成部分，位于前臂内侧的长骨，分为上端、体和下端。上端的前面有滑车切迹与肱骨滑车相关节。在切迹的前下方和后上方各有一明显突起，分别称冠突和鹰嘴。在冠突外侧面有桡切迹与桡骨头相关节；下端为尺骨头，有与尺切迹相关节的环状关节面。

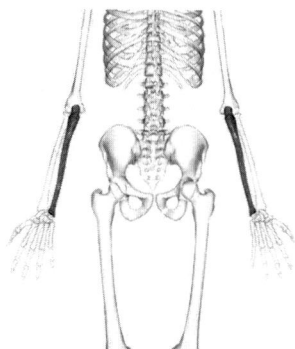

尺骨

手骨

手骨是自由上肢骨的组成部分，包括腕骨8块、掌骨5块、指骨14块。

腕骨皆为短骨，按近侧、远侧排成两列，每列4块。由桡侧向尺侧，近侧列依次为手舟骨、月骨、三角骨、豌豆骨；远侧列为大多角骨、小多角骨、头状骨、钩骨。8块腕骨并列，掌侧面凹陷形成腕骨沟，参与构成腕管。

掌骨属长骨，从桡侧向尺侧依次排列为第1～5掌骨，掌骨的近端为掌骨底、中部为掌骨体、远端为掌骨头。掌骨头与近节指骨间形成掌指关节。

指骨属长骨，拇指有2节，其余各指皆为3节。由上向下依次为近节指骨、中节指骨、远节指骨。每节指骨皆分为近端的底、中部的体、远端头。

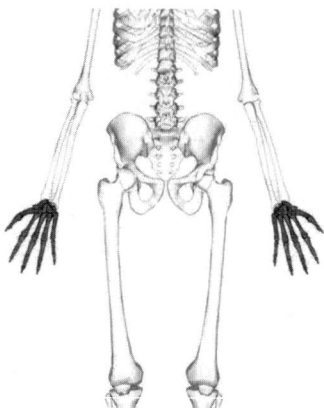

手骨

◆ 下肢带骨

下肢带骨是连接躯干骨与下肢骨的骨结构，是由髂骨、坐骨和耻骨融合而形成的髋骨。3 块骨在幼年时期借透明软骨结合，约 16 周岁后软骨逐渐骨化且互相融合而成髋骨。髋骨外面中央有圆形深窝称髋臼，为 3 块骨的体会合处。髋臼内的半月形关节面为月状面与股骨头相关节；窝的中央未形成关节面的部分为髋臼窝，其下缘缺口处称髋臼切迹。髋臼下方有闭孔，有闭孔膜封闭。

髋骨

◆ 自由下肢骨

自由下肢骨是游离于躯干外的下肢骨。由股骨、髌骨、胫骨、腓骨、足骨组成。

股骨

股骨是人体最长最粗壮的长骨。位于大腿，全长约占身高的 1/4，分为上、下两端和一体。

上端有半球形的股骨头与髋臼形成髋关节。头中央稍下有股骨头凹，为股骨头韧带的附着处。头外下方为股骨颈，颈与体的夹角为颈干角，男性平均 132°，女性平均 127°。颈与体连接上外侧的隆起为大转子，内下方的隆起为小转子。大转子与小转子之间后方的隆起称转子间嵴，

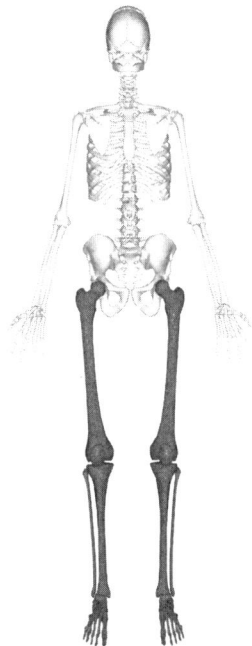

自由下肢骨

前方为转子间线。

股骨体呈弓状略凸向前，上部呈圆柱状，中部呈三棱柱形，下部前后略扁。下端两个膨大分别称内侧髁和外侧髁，二者间为髁间窝，两髁的关节面在前面会合成髌面。内外侧髁的侧面最突起处分别为内上髁和外上髁，均为重要体表标志。

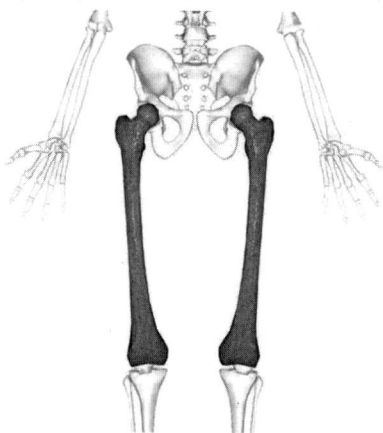

股骨

髌骨

髌骨是包埋于膝关节前方的股四头肌腱内的三角形扁平骨。位于膝关节前方的股四头肌腱内，是全身最大的籽骨。略呈三角形，上宽为髌底，下尖为髌尖，前面粗糙，后面为与股骨髌面相关节的关节面。

胫骨

胫骨是位于小腿内侧三棱柱形的长管状骨。居小腿二骨中的内侧，呈三棱柱状，对支撑体重起重要作用。

胫骨分为一体两端。上端向两侧突出形成内侧髁和外侧髁，二者各有一上关节面，两个面之间有向上的髁间隆起。外侧髁后外侧有腓关节面与腓骨头相关节。胫骨体的前缘上端处有胫骨粗隆；体的外侧缘为骨间缘，是小腿骨

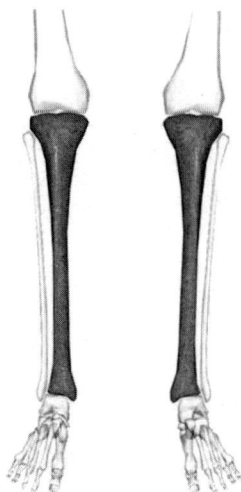

胫骨

间膜附着处。下端的下面为下关节面；内侧有伸向下方的内踝；外侧凹陷形成腓切迹。

腓骨

腓骨是小腿靠近小趾一侧的细长长骨。位于小腿外侧，分两端一体。上端称腓骨头，其前内侧的关节面与胫骨相关节；下方缩窄为腓骨颈。腓骨体内侧锐利形成骨间缘，与胫骨骨间缘相对，小腿骨间膜附着于此处。下端膨大部称外踝，其内侧面有外踝关节面。

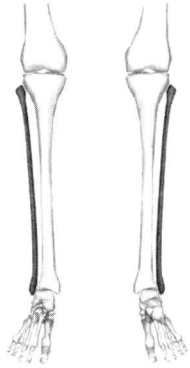

腓骨

足骨

足骨包括跗骨、距骨和趾骨。

跗骨属足骨的一部分，主要起支持体重的作用；按近、远侧排成两列。近侧列有跟骨、距骨和足舟骨。远侧列由内侧向外侧依次为内侧楔骨、中间楔骨、外侧楔骨和骰骨。距骨位居跗骨的最上方，跟骨位于距骨下方。

跖骨与手的掌骨相当，由内侧向外侧依次排列为第1~5跖骨。每块跖骨均分为后端的跖骨底、中部的跖

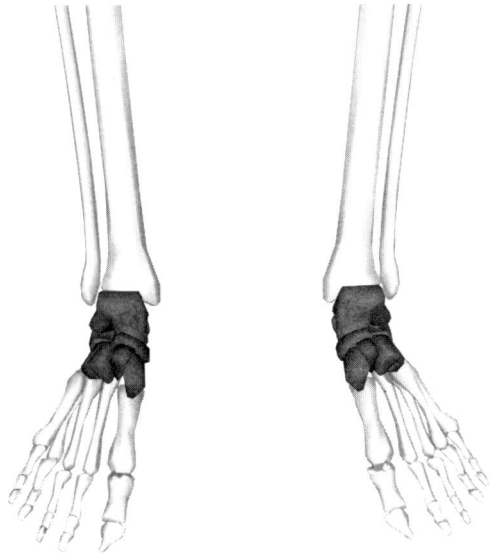

跗骨

跖骨　　　　　　　　　　　　**趾骨**

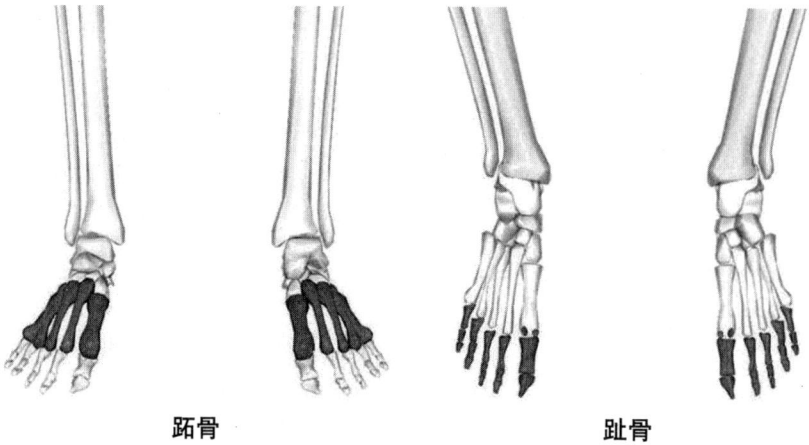

骨体和前端的跖骨头 3 部分。第 5 跖骨底特别粗大，称第 5 跖骨粗隆。

趾骨除拇趾为 2 节外，余各趾均为 3 节，分别命名为近节趾骨、中节趾骨和远节趾骨。

扁　骨

扁骨是形态呈板状的骨。多呈板状，分布于头颅、胸部等处，常围成腔，对腔内的器官有保护作用。如颅骨围成颅腔保护脑，胸骨和肋参与构成胸廓保护心、肺等。

长　骨

长骨是形态上呈长管状的骨。分布于四肢，分为一体两端。体又称骨干，骨质致密，内有髓腔，内含骨髓。长骨的两端膨大称骺，具有光滑的关节面，覆有关节软骨。幼年时，骨干与骺之间夹有透明软骨，称骺软骨。骺软骨不断增生骨化，使骨的长度增长。成年后，骺软骨骨化，骨干与骺融为一体，融合后遗留下的痕迹，称骺线，X线片显影清晰。长骨在运动中起杠杆作用。

短 骨

短骨是形态呈立方体的骨。大多成群分布于承受重量较多且运动灵活的部位，如腕骨和足的跖骨。短骨能承受压力，连结牢固，起支持作用。

不规则骨

不规则骨是形状不规则的骨，功能多样，如椎骨。有些不规则骨内具有含气的腔，称为含气骨，如上颌骨，发音时能起共鸣作用，并能减轻骨的重量。此外，尚有发生于某些肌腱内的籽骨，具有在运动中减少摩擦和转变肌的牵引方向的功能。髌骨是人体最大的籽骨。

骨 膜

骨膜是被覆于骨外面，由纤维结缔组织构成的膜。又称骨外膜。

骨膜可分为内、外两层。外层致密，含有许多胶原纤维束穿入骨质内；内层较疏松，有成骨细胞和破骨细胞。衬在骨髓腔内面和骨松质间隙内的膜称为骨内膜，是菲薄的结缔组织，也含有成骨细胞和破骨细胞。骨膜内层和骨内膜具有产生新骨和破坏原骨质的功能。骨膜富有血管、神经和淋巴管，对骨的营养、再生和感觉有重要作用，故在骨手术中应尽量保留骨膜，以免发生骨的坏死或延迟愈合。

骨 质

骨质是骨的主要组成部分。分为骨密质和骨松质两部分。骨密质致密坚硬，耐压性较大，分布于骨的表面，长骨的骨干处较厚。骨松质由许多片状的骨小梁交织成海绵状。骨小梁的排列方向与所承受的压力和张力方向基本一致。骨松质分布于骺和其他类型骨的内部。颅盖骨内、外面的骨密质分别称为内板和外板。内板、外板间的骨松质称为板障，有板障静脉通过。

关 节

骨连结

骨连结是骨与骨之间的连结。根据连结方式，可分为直接连结和间接连结两大类。

◆ 直接连结

两骨之间借纤维组织、软骨或骨组织直接相连，相连的两骨之间无间隙，活动性小或基本不活动。可分为纤维连结、软骨连结和骨性结合3种类型。

纤维连结是两骨之间借纤维结缔组织相连的骨连接类型，分为：①韧带连结。两骨间借韧带或结缔组织膜相连结，富于弹性，如椎骨棘突之间的棘间韧带、胫腓骨下端的胫腓骨间韧带等。②缝。两骨间借少量纤维结缔组织相连，连结极为紧密，如颅骨的矢状缝和冠状缝等。缝可骨化，成为骨性结合。

软骨连结是相邻两骨之间以软骨相连的骨连接类型，分为：①透明软骨结合。两骨之间借透明软骨相连结，如骺软骨、蝶枕结合等。透明软骨结合多属暂时性软骨连结，发育到一定年龄即骨化，形成骨性结合。②纤维软骨联合。两骨之间借纤维软骨相连结，如椎间盘、耻骨联合等。

骨性结合是两骨之间借骨组织连结的骨连接类型，常由纤维连结或透明软骨结合骨化而成，如5块骶椎以骨性结合融为一块骶骨。

骨连结

◆ **间接连结**

又称滑膜关节，简称关节。由两块或两块以上的骨构成，相对骨面之间有间隙，借其周围的纤维结缔组织相连。

滑膜关节的基本构造分为：①关节面。参与构成关节的各骨的接触面。每一关节至少包括两个关节面，凸者称关节头，凹者称关节窝。关节面上被覆关节软骨，关节软骨表面光滑，运动时可减少关节面的摩擦，承受负荷和吸收震荡，一般无血管、神经分布。

②关节囊。包在关节的周围，封闭关节腔，两端附着于关节面周缘相邻的骨表面，由纤维结缔组织构成。可分为内外两层。纤维膜为外层，由致密结缔组织构成，含有丰富的血管、淋巴管和神经；滑膜为内层，由平滑、薄而柔润的疏松结缔组织膜构成，衬贴于纤维膜内面，其边缘

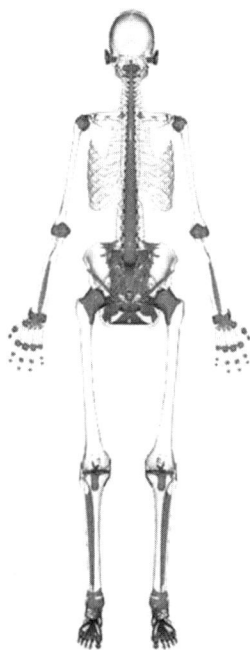

附着于关节软骨的周缘，包被着关节内除关节软骨、关节唇和关节盘以外的所有结构。滑膜层内富含血管、淋巴管和神经，可产生滑液。不仅有增加滑润、减轻摩擦和保护关节面的作用，还有营养关节腔内结构的作用。

③关节腔。为关节囊滑膜层和关节软骨共同围成的密闭腔隙，腔内含少量滑液。腔内为负压，对维持关节的稳固有一定作用。

滑膜关节除具备上述的基本结构外，有些关节为适应其功能还形成了特殊的辅助结构，如韧带、关节盘、关节唇及滑膜襞和滑膜囊等，这些辅助结构对于增加关节的灵活性或稳固性都具有重要作用。

◆ 单轴关节

单轴关节是关节只能围绕一个运动轴做一组运动的关节。包括：①屈戌关节（滑车关节）。一骨关节头呈滑车状，另一骨有相应的关节窝。通常绕冠状轴做屈伸运动，如指骨间关节。②车轴关节。关节头呈圆形面，关节窝常与韧带相连形成环形。可沿垂直轴做旋转运动，如寰枢正中关节和桡尺近侧关节等。

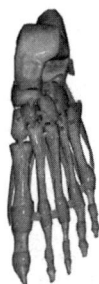

单轴关节

◆ 双轴关节

双轴关节是关节可围绕两个互相垂直的运动轴进行两组运动的关节，也可行环转运动。包括：①椭圆关节。关节头为椭圆形球面，关节窝为椭圆形凹面，如桡腕关节，可沿冠状轴做屈、伸运动，沿矢状轴做收、展运动，并可做环转运动。②鞍状关节。相对两骨的关节面都是马鞍形，二者互为关节头和关节窝，如拇指腕掌关节，可沿矢状轴做屈伸运动和沿

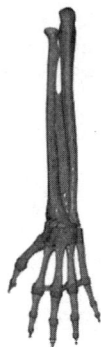

双轴关节

冠状轴做收展运动。

◆ **多轴关节**

多轴关节是具有两个以上的运动轴，可做多方向运动的关节。包括：①球窝关节。关节头呈球形，关节窝为球形凹，可做屈、伸、收、展、旋转和环转运动。一般将关节窝浅小的称球窝关节，如肩关节；关节窝特深的称杵臼关节，如髋关节。②平面关节。相对两骨的关节面接近于平面，但仍有一定的弯曲或弧度，可做多轴性的滑动或转动，如腕骨间关节和跗跖关节等。

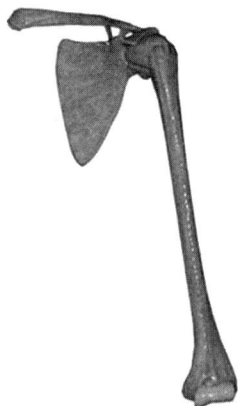

多轴关节

脊　柱

脊柱是由多个椎骨借椎间盘、关节及韧带紧密连结而构成的人体中轴。成人由 24 块椎骨、1 块骶骨和 1 块尾骨借椎间盘、韧带和椎间关节连结而成。成人脊柱长平均约 70 厘米，女性略短。其长度可因身体姿势不同而略有差异，如长期静卧与站立后相比，可相差 2～3 厘米，因站立时椎间盘被体质量压缩所致。椎间盘的总厚度约占脊柱全长的 1/4。

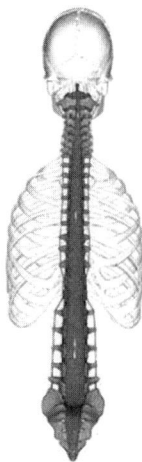

脊椎

◆ **脊柱整体观**

前面观

椎体从上而下逐渐加宽，这与承重不断增加有关。骶骨耳状面以下，因重力经髋骨传至下肢骨，骶骨和尾骨已无承重意义，故体积迅速缩小。

侧面观

成人脊柱有颈、胸、腰、骶4个生理性弯曲，其中颈曲和腰曲凸向前，胸曲和骶曲凸向后。凸向后方的胸曲和骶曲，在胚胎时已形成；出生后，婴儿开始抬头、坐起及站立行走对颈曲和腰曲的形成产生明显影响。脊柱的弯曲使人体的重心大致落在人体的中轴线上，以保证直立时的平衡。脊柱的弯曲使脊柱更具弹性，可缓冲震荡，对脑和内脏有保护作用，而胸曲和骶曲在一定程度上增大了胸腔和盆腔的容积。

后面观

各部棘突后伸的方向不一致，其中颈、腰部棘突近于水平，而胸部棘突向后下倾斜，相互呈叠瓦状。在做椎管穿刺时，穿刺方向应与棘突方向一致。

◆ **脊柱的运动**

脊柱除具有支持和保护功能外，还有灵活的运动功能。其运动方式包括屈伸、侧屈、旋转和环转等运动。颈部椎间盘较厚，加之颈椎关节突的关节面近乎呈水平位，关节囊松弛，所以屈、伸及旋转运动的幅度较大。胸部椎间盘较薄，胸椎与肋骨相关节，关节突的关节面近乎呈冠状位，棘突呈叠瓦状排列，这些因素都限制了胸椎的运动。腰部椎间盘最厚，关节突的关节面几乎呈矢状位，限制了旋转运动，但屈、伸运动灵活。由于颈部和腰部运动灵活，所以损伤也较多见。

◆ **椎骨间连结**

椎骨间连接包括椎体间连结和椎弓间连结。其中，椎体间连结包括椎间盘、前纵韧带、后纵韧带的连结。

椎间盘是椎体与椎体之间的纤维软骨盘，成人共 23 个。其中央部为髓核，周围部为纤维环，保护髓核并限制髓核向周围膨出。椎间盘可缓冲震动、允许脊柱做弯曲和旋转运动。纤维环破裂时，髓核易向后外侧突入椎管或椎间孔，压迫脊髓或脊神经。临床以第 4 ～ 5 腰椎间盘突出较为多见。

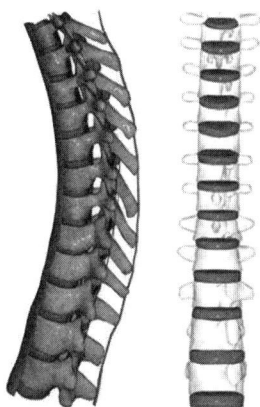

椎体间连结　　椎间盘

前纵韧带是位于椎体前面的一条纵行纤维束，宽而坚韧，上起自枕骨大孔前缘骨表面，下达第 1 或第 2 骶椎椎体。其纤维与椎体和椎间盘前面牢固连结，有防止脊柱过度后伸和椎间盘向前脱出的作用。后纵韧带是位于椎管内椎体后面的一条韧带，窄而坚韧。起自枢椎，向下至骶管，与椎间盘纤维环及椎体上下缘紧密相连，而与椎体结合较为疏松，有限制脊柱过度前屈的作用。

椎弓间连结是指椎弓板之间和各突起之间的连结，包括：①关节突关节。由相邻椎骨的上、下关节突构成，属平面关节，仅做轻微滑动，但各椎骨之间运动幅度累加，总和可很大。②黄韧带。为连结于相邻两椎弓板间的韧带，由弹性纤维构成。黄韧带参与椎管的围成，并限制脊柱过度的前屈。③棘间韧带。连结于相邻棘突间的薄层纤维，前接黄韧带，后方移行于棘上韧带和项韧带。④棘上韧带。棘上韧带是连结胸椎、腰椎、骶椎各棘突尖之间的纵行韧带，前方与棘间韧带

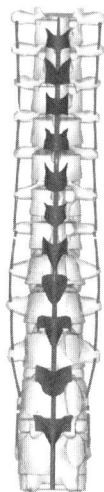

椎弓间
连结

融合，限制脊柱前屈。而在颈部，从颈椎棘突向后扩展成板状弹性膜层，呈三角形，称项韧带。项韧带通常被认为是棘上韧带和颈椎棘突间韧带的延续，上附着于枕骨的枕外隆凸及枕外嵴，下至第7颈椎棘突并续于棘上韧带，起肌间隔作用，并供肌附着。⑤横突间韧带。是位于相邻椎骨横突间的纤维索。⑥寰枕关节由寰椎侧块的上关节凹与相应的枕骨髁构成的联合关节。两侧关节同时运动，使头部俯仰和侧屈。⑦寰枢关节包括3个独立的关节，即2个寰枢外侧关节及1个寰枢正中关节。枢外侧关节是由寰椎下关节凹和枢椎上关节突构成的1对关节。寰枢正中关节由枢椎齿突与寰椎前弓后面的关节面和寰椎横韧带之间

寰枢外侧关节　　　　　**寰枢正中关节**

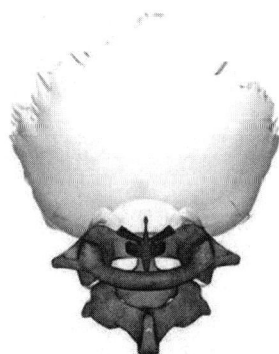

构成。寰枢关节使头连同寰椎围绕齿突垂直轴做旋转运动。寰枕关节和寰枢关节构成联合关节，使头能做多轴运动。

胸　廓

　　胸廓由12块胸椎、12对肋和1块胸骨借关节、软骨连结而组成的结构。

　　胸廓呈上窄、下宽，前后扁平的形态。构成胸廓的关节主要为肋椎关节和胸肋关节。成人胸廓为前后较扁、前壁短而后壁长的圆锥形，容

纳并保护胸腔脏器。胸廓有上口、下口和前侧壁、后侧壁、外侧壁。胸廓上口较小，由第 1 胸椎、第 1 肋和胸骨柄上缘围成，胸骨柄上缘约平对第 2 胸椎体下缘，是胸腔与颈部的通道。胸廓下口宽大，前高后低，由第 12 胸椎，第 11、12 肋及肋弓、剑突围成。两侧肋弓的夹角称胸骨下角。胸廓下口有膈附着。胸廓前壁最短，由胸骨、肋软骨及肋骨前端构成。后壁较长，由胸椎和肋角内侧部分的肋骨构成。外侧壁最长，由肋骨体构成。两相邻肋之间的间隙称肋间隙，肋间隙和肋是胸部检查的重要标志。

除具有保护和支持功能外，胸廓还主要参与呼吸运动。由于肋的位置是自后上向前下倾斜，当呼吸肌收缩，肋被上提时，胸廓的横径和前后径扩大，胸腔容积增加，助吸气；肋下降时，胸腔容积减小，助呼气。

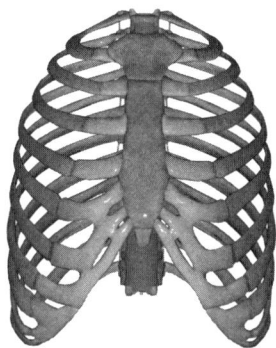

胸廓

◆ 肋椎关节

肋椎关节是肋后端与胸椎之间构成的关节。

肋椎关节包括由肋头与椎体肋凹组成的肋头关节，由肋结节与横突肋凹组成的肋横突关节。两关节都是平面关节且两关节联合运动，运动时使肋的前部上升或下降，以增大或缩小胸廓前后径和横径，从而改变胸腔的容积。

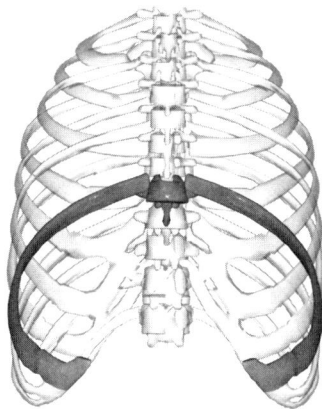

肋椎关节

◆ 胸肋关节

胸肋关节是由第 2 ~ 7 肋软骨与胸骨相应的肋切迹构成的微动关节。

第 1 肋与胸骨柄之间是软骨结合，第 8 ~ 10 肋软骨的前端依次与上位肋软骨形成软骨间连结，在两侧各形成一个肋弓。肋弓在体表能触及，为肝、胆、脾触诊的重要标志。第 11 肋和 12 肋的前端游离于腹壁肌肉之中。

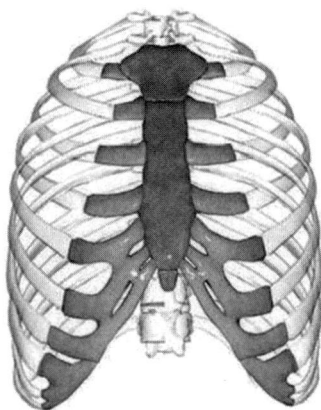

胸肋关节

上肢骨连结

包括自由上肢骨连结、肩关节、肘关节、上肢带连结、手关节、桡尺连结等。

◆ 自由上肢骨连结

自由上肢骨连结是自由上肢骨与上肢带骨之间以及自由上肢骨之间的连结。

◆ 肩关节

肩关节是由肱骨头与肩胛骨关节盂构成的关节。又称盂肱关节。

肩关节属典型的球窝关节，虽然关节盂周缘有纤维软骨构成的盂唇使之略为加深，但它仍仅容纳肱骨头的 1/4 ~ 1/3，加之关节囊薄而松弛，关节腔宽大，故肩关节的运动幅度较大。关节囊的上壁有喙肱韧带，关节囊的上壁、前壁和后壁有许多肌腱的纤维编入关节囊的纤维层，以加强关节的稳固性。关节囊的前下方缺少肌腱和韧带，肱骨头易向前下方脱位。肱二头肌长头腱行于关节囊内，经结节间沟离开关节囊，其在关节囊内的一段肌腱被滑膜包裹。

肩关节为全身最灵活的关节，可做屈伸、收展、旋转及环转运动。肩关节外展一般不超过 40° ～ 60°，臂继续外展、上举是肩胛骨的上升和旋转运动的综合。

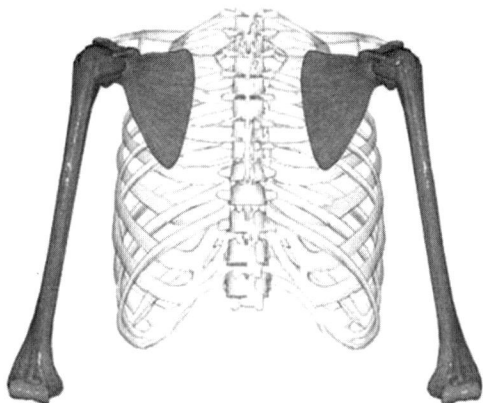

肩关节

◆ **肘关节**

肘关节是由肱骨下端与尺、桡骨上端构成的复关节。包括肱尺关节、肱桡关节、桡尺近侧关节 3 个关节。

3 个关节包在一个关节囊内。肘关节囊前壁、后壁薄而松弛，两侧壁厚而紧张，有桡侧副韧带和尺侧副韧带加强。在桡骨头周围形成桡骨环状韧带，可防止桡骨头向下移位。幼儿 4 岁以前的桡骨头尚未发育完全，环状韧带松弛，因此当肘关节伸直而牵拉前臂时，易发生桡骨头半脱位。关节囊的后壁最薄弱，故常见桡、尺两骨向后脱位。

肘关节的运动以肱尺关节为主，可做屈、伸运动。肱桡关节只能做屈、伸和旋前、旋后运动。桡尺近

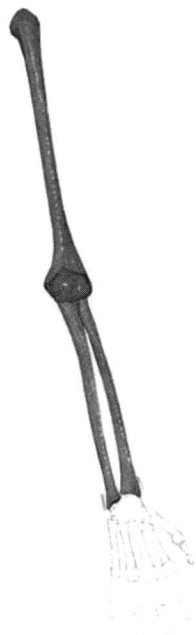

肘关节

侧关节与肱桡关节和桡尺远侧关节联合，共同参与前臂旋前和旋后。肱骨内、外上髁和尺骨鹰嘴都易在体表扪到，肘关节发生后脱位时，三者位置关系发生改变。

◆ 上肢带连结

上肢带连结是指上肢带骨之间以及其与躯干骨之间的连结，包括胸锁关节、肩锁关节、喙肩韧带等。

胸锁关节是上肢与躯干骨之间唯一的关节，由锁骨胸骨端与胸骨的锁切迹及第1肋软骨的上面构成，关节囊强韧，周围为韧带所加强。关节囊内有关节盘将关节腔分为两部分，使关节头和关节窝更为适合。该关节属于多轴关节，允许锁骨的外侧端向上、下和前、后运动，并可做旋转和环状运动。该关节的活动度虽小，但以此为支点，扩大了上肢的运动范围。

肩锁关节是由锁骨的肩峰端与肩峰的关节面构成，属于平面关节。关节的上、下方都有韧带加强，关节活动度小。

喙肩韧带为三角形的扁韧带，连结于喙突与肩峰之间，形成喙肩弓，架于

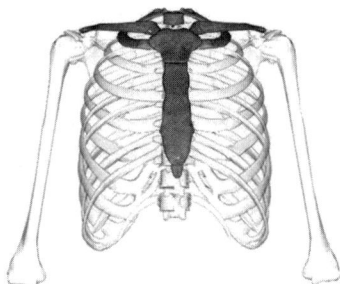

胸锁关节

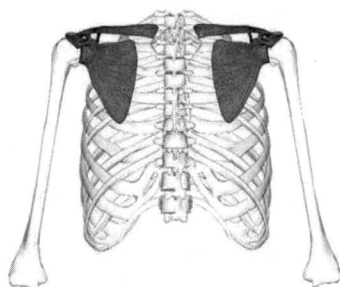

肩锁关节

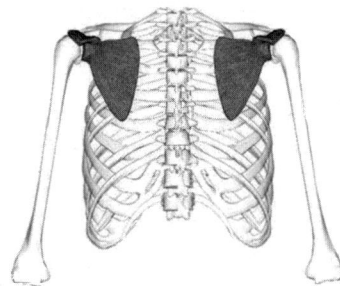

喙肩韧带

肩关节上方，有防止肱骨头向内上方脱位的重要作用。

◆ **手关节**

手关节是连结腕骨、掌骨和指骨的关节。包括桡腕关节、腕骨间关节、腕掌关节、掌骨间关节、掌指关节、指骨间关节。

桡腕关节

桡腕关节是由桡骨下端的腕关节面和尺骨头下方的关节盘下面作为关节窝，由手的舟骨、月骨和三角骨的近侧关节面作为关节头共同构成。又称腕关节。该关节是典型的椭圆关节，可做屈、伸、收、展和环转运动。关节囊松弛，关节的前、后及两侧有韧带加强。由于桡骨茎突比尺骨茎突低 1 ~ 1.5 厘米，故关节收的幅度大于展的幅度。

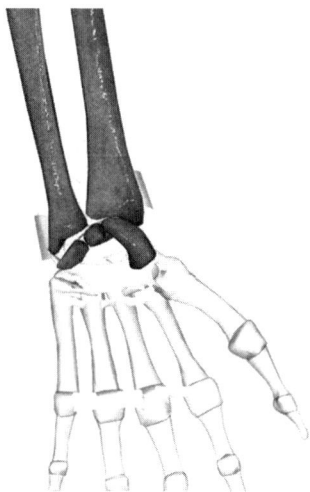

桡腕关节

腕骨间关节

腕骨间关节是 8 块腕骨互相之间的连结。包括近侧列腕骨间关节、远侧列腕骨间关节和近侧列与远侧列腕骨之间的腕中关节。各腕骨间关节腔彼此相通，均属平面关节，只能做轻微的滑动和转动。腕骨间关节与桡腕关节通常联合运动。

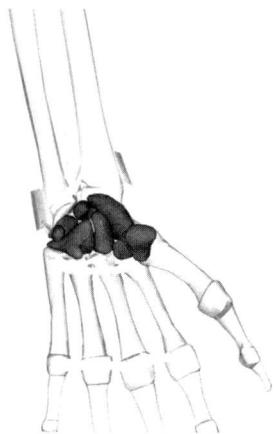

腕骨间关节

腕掌关节

腕掌关节是由远侧列腕骨与 5 个掌骨底构成。除拇指和小指腕掌关节外，其余各指的腕掌关节的运动范围都很小。第一掌骨底与大多角骨之间构成的拇指腕掌关节为一独立的关节，属于鞍状关节，可做屈、伸、收、展、环转及对掌运动。由于第一掌骨的位置向内旋转了近 90°，故拇指的屈伸运动发生在冠状面上（沿矢状轴），收展运动发生在矢状面上（沿冠状轴）。对掌运动是拇指向掌心、拇指尖能与其他各指掌侧面相接触的运动，这是人类劳动进化的结果。

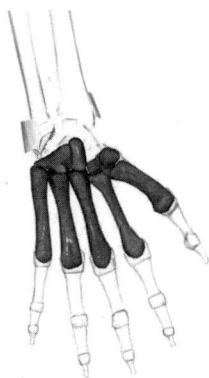

腕掌关节

掌骨间关节

掌骨间关节是第二至五掌骨底相互之间的平面关节。其关节腔与腕掌关节腔交通，只能做轻微滑动。

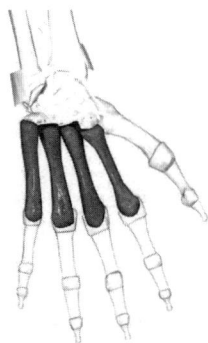

掌骨间关节

掌指关节

掌指关节是由掌骨头与第一节指骨底构成的关节，共 5 个。拇指掌指关节属于滑车关节，主要做屈伸运动，微屈时，也可做轻微的侧方运动。其余 4 指的掌指关节为球窝关节，可做屈、伸、收、展和环转运动。手指的收展运动以中指为准，向中指靠拢为收，反之离开中指为展。

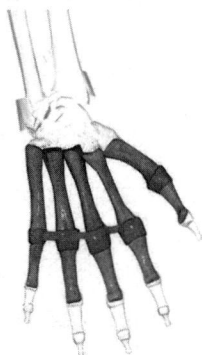

掌指关节

指骨间关节

指骨间关节是由近节指骨滑车与中节指骨底（拇指为远节指骨底）以及中节指骨滑车与远节指骨底构成的关节，共 9 个。属典型的滑车关节。除拇指外，各指均有近侧和远侧两个指间关节。关节囊薄而松弛，两侧有韧带加强。只能做屈、伸运动。

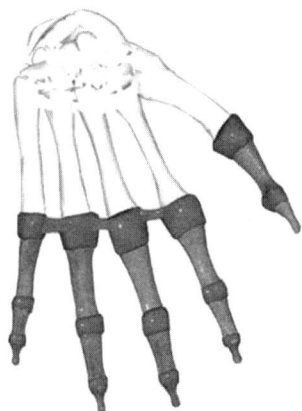

指骨间关节

◆ 桡尺连结

桡尺骨连结是指桡骨、尺骨借桡尺近侧关节、桡尺远侧关节、前臂骨间膜和韧带共同构成的连结。又称前臂连接。包括桡尺近侧关节、桡尺远侧关节和前臂骨间膜。

桡尺近侧关节。其和远侧关节是联合关节，均属车轴关节。前臂可沿通过桡骨头中心与尺骨头中心的运动轴旋转。运动时，桡骨头在原位转动，桡骨下端连同关节盘则围绕尺骨头旋转。当桡骨下端旋至尺骨前面时，称为旋前，此时桡尺两骨交叉；反向运动，称为旋后，此时桡尺两骨并列。

桡尺远侧关节。由尺骨头的环状关节面与桡骨的尺切迹以及尺骨头下方的关节盘共同构成，属于车轴关节。

前臂骨间膜。当前臂两骨处于旋前或旋后

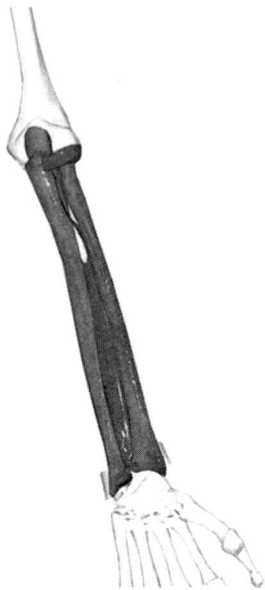

桡尺连结

位时骨间膜松弛；而处于半旋前（中间）位时骨间膜紧张，达到最大宽度。故前臂骨发生骨折时，应将前臂骨固定于中间位，以防止骨间膜挛缩，影响愈合后前臂骨的旋转功能。

下肢骨连结

包括自由下肢骨连结、髋关节、足弓、下肢带连结、膝关节、胫腓连结、足关节等。

◆ **自由下肢骨连结**

自由下肢骨连结是指自由下肢骨与髋骨之间以及自由下肢骨之间的连结。

◆ **髋关节**

髋关节是指由髋臼与股骨头构成的关节。髋臼周缘的髋臼唇和髋臼横韧带加深了关节窝，股骨头几乎全部纳入髋臼内，增加了关节的稳固性。关节囊紧张而坚韧，但关节囊的后面仅包裹股骨颈的内侧 2/3，因此股骨颈骨折有囊内和囊外骨折之分。

髋关节周围有许多韧带加强：①髂股韧带。加强关节囊，防止髋关节过度后伸，有利于维持人体的直立姿势。②耻股韧带。限制髋关节过度外展及旋外运动。③坐股韧带。加强关节囊后部，限制髋关节过度旋内。④轮匝带。约束股骨颈向外脱出。⑤股骨头韧带。为关节囊

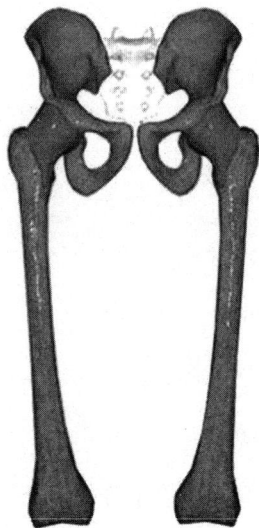

髋关节

内韧带，内含营养股骨头的血管。关节囊后下部较薄弱，股骨头易经此处脱位。

髋关节是典型的杵臼关节，可做屈伸、收展、旋转和环转运动。但由于股骨头深藏于髋臼内，关节囊紧张而坚韧，又受各种韧带限制，故其运动幅度远不及肩关节，而具有较大的稳固性，以适应其承重和行走等功能。

◆ 足弓

足弓是指跗骨和跖骨借韧带牢固相连构成的一个凸向上的穹隆。足弓可分前后方向的内侧纵弓、外侧纵弓和内外方向的横弓。内侧纵弓由跟骨、距骨、舟骨、3块楔骨及第一至第三跖骨构成；较高，曲度大，弹性强，适应于动态的跳跃，并能吸收震荡。外侧纵弓由跟骨、骰骨及第四、第五跖骨构成；较低，曲度较小，弹性弱，与负重直立的静态功能有关。横弓由骰骨、3块楔骨和跖骨连结构成，呈半穹隆形。

足弓是人类站立、行走及负重的重要结构。足底的跟骨结节、第一跖骨头和第五跖骨头3点着地，保证了站立时足底支撑的稳固性；在行走和跑跳时，发挥弹性和缓冲震荡的作用，从而保护人体内脏器官，特别是脑和脊髓免受震荡；同时也保护了通过足底的血管、神经免受压迫。

足弓的维持除靠各足骨间的连结外，足底韧带及足底长短肌腱的牵拉也起着重要的作用。维持足弓的软组织（特别是韧带）因先天发育不良、过度劳损或损伤等，均可致足弓塌陷，形成扁平足。

◆ 下肢带连结

下肢带连结是指包括骶髂关节、髋骨与脊柱间的韧带连结，以及耻骨联合、髋骨的固有膜性结构和骨盆等连结结构。

骶髂关节由骶骨与髂骨的耳状面构成，属微动关节。关节面凸凹不平，彼此嵌合紧密，关节囊坚韧，周围有非常强韧的韧带，这些因素使骶髂关节的运动范围极为有限，利于重力的传递。在妊娠后期，该关节活动度稍增大，以适应分娩需求。

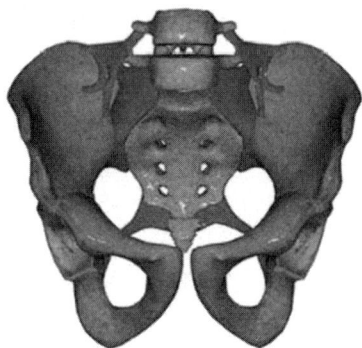

骶髂关节

此外，髋骨与骶髂间还有髂腰韧带、骶结节韧带、骶棘韧带，是髋骨与脊柱间的韧带连结。其中，骶结节韧带与骶棘韧带分别与坐骨大切迹、小切迹围成坐骨大孔和坐骨小孔，为沟通盆腔、臀部和会阴的通道，有许多重要血管、神经和肌等通过。

耻骨联合由左髋骨、右髋骨的耻骨联合面借纤维软骨构成的耻骨间盘连结而成。耻骨间盘中常存在一矢状位的裂隙。在耻骨联合的上、下方分别有耻骨上韧带和耻骨弓状韧带。女性的耻骨间盘较厚，在妊娠后期尤为显著，耻骨间盘中的裂隙增宽，以增大骨盆的径线，利于胎儿娩出。

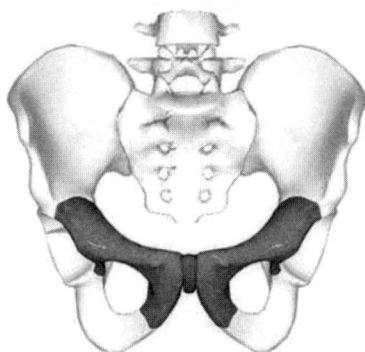

耻骨联合

髋骨的固有膜性结构即闭孔膜，

为盆内外肌肉提供附着。上部与闭孔沟围成闭膜管，有血管、神经通过。

骨盆由左髋骨、右髋骨和骶骨、尾骨及其骨连结构成。界线将骨盆分为上方的大骨盆（假骨盆）和下方的小骨盆（真骨盆）。小骨盆上口由界线围成。下口为骨盆出口，呈菱形，由尾骨尖、两侧骶结节韧带、坐骨结节、坐骨支、耻骨下支和耻骨联合下缘共同围成。两侧坐骨支、耻骨下支之间的夹角称耻骨下角，此角在成年女性较大，而男性相对较小。小骨盆上、下两口之间的腔称骨盆腔，女性骨盆腔是胎儿娩出的通道。

自骨盆上口到下口范围内，连结前壁到后壁各直径中点的连线称为骨盆轴。轴的上段向后下，中段向下，下段转向前下。分娩时，胎儿即循此轴娩出。

◆ 膝关节

膝关节是指由股骨下端、胫骨上端和髌骨构成的连结结构，是人体最大、最复杂的关节。

膝关节属于屈戌关节，主要做屈伸运动。膝半屈位时，小腿尚可做小幅度的旋转运动。关节囊薄而松弛，附着于各关节面周缘，其前面由髌骨和髌韧带所取代；关节腔较大。

膝关节有许多韧带，以增加关节的稳定性。①膝交叉韧带。膝交叉韧带有前、后两条，表面有滑膜覆盖，属囊内韧带，牢固地连结股骨和胫骨。前交叉韧带连于胫骨髁间隆起的前方与股骨外侧髁的内

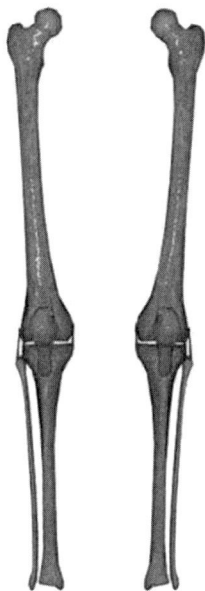

膝关节

侧面之间，在伸膝时最为紧张，防止胫骨前移和膝过伸；后交叉韧带连于胫骨髁间隆起的后方与股骨内侧髁的外侧面，在屈膝时最为紧张，防止胫骨后移。②髌韧带。位于关节囊的前下方、髌骨下缘与胫骨粗隆之间，是股四头肌腱的下续部分，从前方保护膝关节，属于膝关节的囊外韧带。③胫侧副韧带。为关节囊内侧份的纤维层增厚形成，呈扁带状，从股骨的内上髁至胫骨的内侧髁，与内侧半月板边缘的中份紧密相连。④腓侧副韧带。位于关节囊的外侧，是一独立的圆索状纤维束，从股骨的外上髁至腓骨头，与关节囊之间留有间隙。胫侧副韧带和腓侧副韧带在伸膝时紧张，屈膝时松弛，半屈时最松。⑤腘斜韧带。位于关节囊的后壁，是半膜肌肌腱的延续部分，起自胫骨内侧髁，斜向上外方，止于股骨外上髁。防止关节过度前伸。

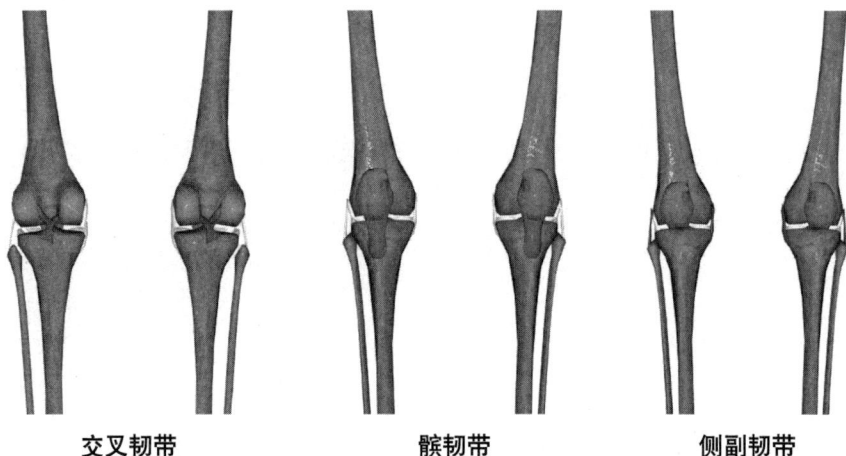

交叉韧带　　　　　　**髌韧带**　　　　　　**侧副韧带**

半月板为股骨内、外侧髁与胫骨内、外侧髁关节面之间的两块纤维软骨板，其周缘肥厚，与关节囊的纤维层紧密相接，内缘较薄而游离。

上面凹，下面较平。内侧半月板周缘中份与胫侧副韧带紧密相连。外侧半月板周缘与腓侧副韧带不连接。半月板一方面可加深关节窝的深度，使两骨关节面更相适应，在运动时可减少震动和摩擦，加强了膝关节的稳定性；另一方面可同股骨内、外侧髁一起对胫骨内、外侧髁做旋转运动，加大了膝关节的灵活性，同时还有弹性缓冲作用。但由于半月板并非固定，而是随着膝关节的运动而移动。因此，当急骤地伸小腿并有强力地旋转时（如踢足球），半月板退让不及，可发生半月板挤伤，甚至撕裂，临床以内侧半月板损伤多见，此外还有滑膜襞和滑膜囊。

◆ **胫腓连结**

胫腓连结是指胫骨的腓切迹和腓骨下端的内侧面组成的连结结构。又称小腿骨连接。

胫骨和腓骨的连结紧密，其上端有微动的胫腓关节，下端借胫腓前、后韧带连结。骨干之间由小腿骨间膜相连。与桡尺连结相似，但又有明显不同，故胫、腓两骨间几乎不能做运动。

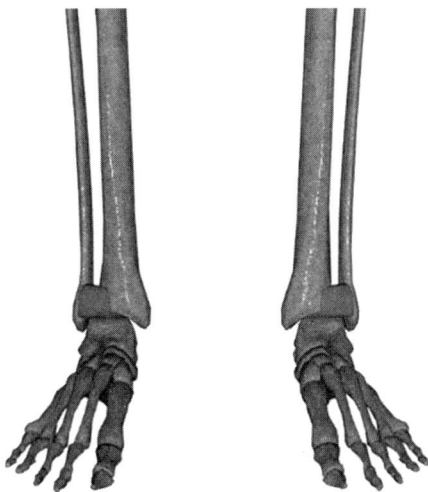

胫腓连结

◆ **足关节**

足关节是指由距小腿关节、跗骨间关节、跗跖关节、跖骨间关节、跖趾关节和趾骨间关节组成的足部关节。

距小腿关节

距小腿关节又称踝关节，由胫骨、腓骨下端与距骨滑车构成。属屈戌关节，能做背屈（伸）和跖屈（屈）运动。跖屈时还可做轻度的内收和外展运动，亦可与距跟关节、距跟舟关节配合进行足内翻和足外翻运动。距骨滑车前宽后窄，当背屈时，较宽的滑车前部嵌入关节窝内，关节较稳定；但在跖屈时，由于较窄的滑车后部进入关节窝内，于是足能做轻微的侧方运动，此时关节稳固性较差，极易发生扭伤。

两侧有韧带加强，内侧为内侧韧带（三角韧带）；外侧有 3 条独立的韧带，从前至后分别为距腓前韧带、跟腓韧带、距腓后韧带。

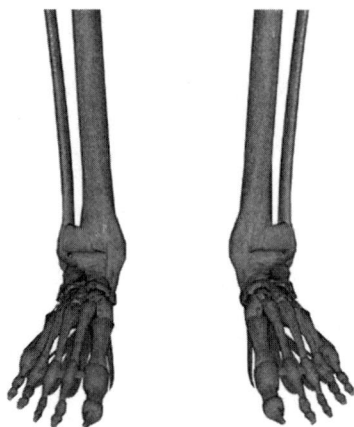

足关节

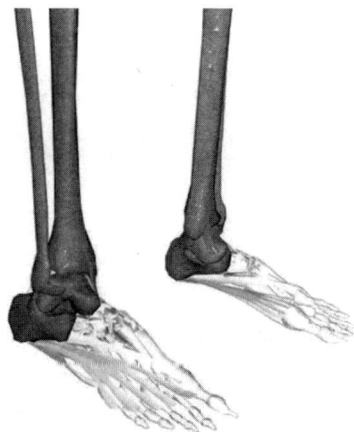

距小腿关节

跗骨间关节

跗骨间关节数目较多，重要的有距跟关节（又称距下关节）、距跟舟关节和跟骰关节。距跟关节和距跟舟关节在功能上是联动关节，运动时，跟骨和舟骨连同其他的足骨相对距骨做内翻和外翻运动。足的内侧缘提起使足底转向内侧称内翻；足的外侧缘提起使足底转向外侧称外翻。足的内翻、外翻通常是与距小腿关节协同运动，即内翻伴有足的跖屈，外翻伴有足的背屈。

跟骰关节和距跟舟关节构成跗横关节（又称 Chopart 关节），其关节线横过跗骨群的中间，临床上常沿此线进行足的离断手术。该关节的周围有许多韧带，如跟舟足底韧带（又称跳跃韧带）、分歧韧带，对维持足弓有重要作用。

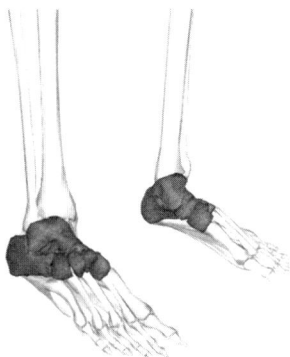

跗骨间关节

跗跖关节

跗跖关节又称 Lisfranc 关节。由 3 块楔骨和骰骨与 5 个跖骨底连结而成，属平面关节，活动甚微。

跖骨间关节

跖骨间关节是第二至第五跖骨底相对面之间构成的关节。连结紧密，活动极微。第一、第二跖骨底间未相连。

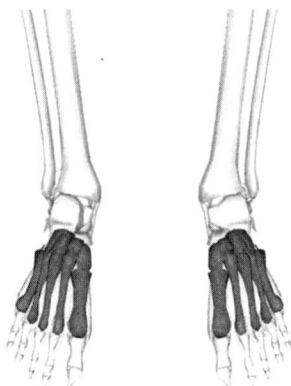

跗跖关节

跖趾关节

跖趾关节是由跖骨小头与第一节趾骨底构成，属椭圆关节，可做轻微的屈、伸、收、展活动。

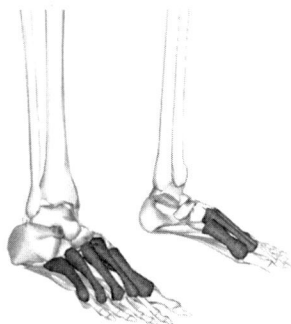

跖骨间关节

趾骨间关节

趾骨间关节由各趾相邻的两节趾骨底与滑车构成，共 9 个。属滑车关节，仅可做屈伸运动。

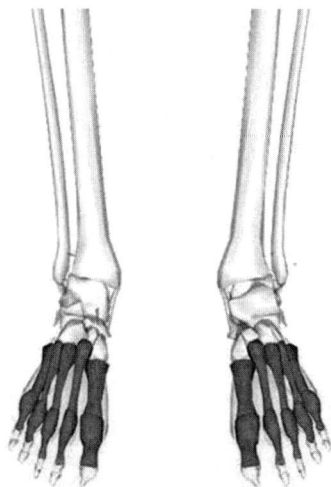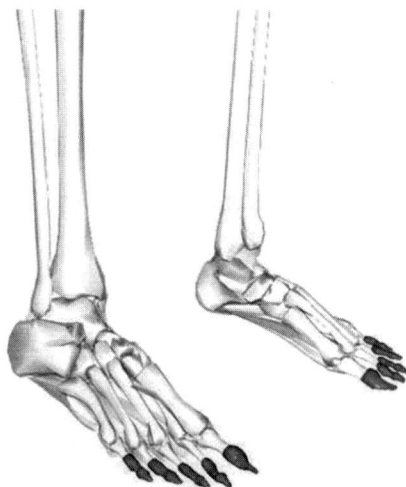

跖趾关节　　　　　　　　　　趾骨间关节

第 2 章

肌肉系统

　　肌组织是由具有收缩和舒张功能的肌肉细胞构成的组织。肌是指具收缩与舒张功能的肌细胞（肌纤维）。包括平滑肌、心肌和骨骼肌，三者共同构成机体四大基本组织之一的肌组织。以骨骼肌细胞为主构成的器官，为大体解剖学运动系统中的"肌肉"，专业术语称"肌"。

　　肌主要分布于头颈、躯干和四肢，共有肌 600 余块，占体重的 40% ～ 43%。肌大多数受意识性躯体神经支配，故又称随意肌或意识肌，构成运动系统的动力器官，执行机体的随意运动。每一块肌是一个器官，由结缔组织膜包裹，具一定形态，有独立的血管、淋巴管和神经分布。肌可罹病，也具一定修复能力。

　　肌外面裹以结缔组织膜，称筋膜。分为浅筋膜和深筋膜。浅筋膜由疏松结缔组织构成，又称皮下筋膜，位于皮肤之下，包裹全身。深筋膜由致密结缔组织构成，又称固有筋膜，位于浅筋膜的深面，包绕每一块肌。在四肢，深筋膜深入肌群之间，附着于骨，构成肌间隔。深筋膜还包绕血管、神经形成血管神经束或鞘。筋膜、肌间隔和骨共同围成骨筋膜鞘，为肌或肌群提供独立的活动空间。

◆ 形态和构造

肌由肌腹和肌腱构成。肌腹是肌的主体，由骨骼肌纤维组成，是肌收缩和舒张的功能区。肌腱俗称"筋"，由胶原纤维构成，位于肌腹的两端或一端，呈索条状或扁带状，强韧，能抵抗强大拉力。肌受暴力牵拉时，肌腹或肌腹与肌腱的交接处最易受损。大多数肌，以肌腱附着于骨，将肌的作用力均匀分布到骨面。肌表面的深筋膜又称肌外膜，发出若干纤维薄层，进入肌腹内，包绕不同数量的肌纤维，称肌束膜，形成粗细不等的肌束；肌束膜分出更纤细的纤维薄层，包绕每条肌纤维，称肌内膜。肌的血管、淋巴管和神经由膜进入肌内。

◆ 分类

肌的分类有多种依据。

根据外形，肌分为4类：①长肌。肌体长，多呈圆梭形，主要位于四肢。收缩时可引起肢体的大幅度位移。长肌又可根据肌头的数目分为二头肌、三头肌和四头肌；根据肌腹的多少，可分为二腹肌、多腹肌。②短肌。肌体较短，多位于躯干背部的深部。收缩产生的运动幅度小，但持久、有耐力。③扁肌或称阔肌。呈片状，胸壁、腹壁的肌多为扁肌，能有力地保护内脏，形成体腔内压，为呼吸、排便、分娩等生理过程提供动力。④轮匝肌。呈椭圆环形。位于口裂和眼裂周围，形成口轮匝肌、眼轮匝肌。

根据纤维排列，肌分为两类：①梭形肌。肌纤维与肌肉长轴平行，肌收缩幅度大，而强度相对小。②羽状肌。肌纤维与肌腱的关系如同羽毛，可分为双羽状肌、半羽状肌和多羽状肌。羽状肌的收缩力大。

根据功能，肌还可分为屈肌、伸肌，收肌、展肌，旋前肌、旋后肌，提肌、降肌、表情肌等。

◆ **命名**

肌的命名方式主要有：①依形态命名。如斜方肌、菱形肌、三角肌、梨状肌等。②依位置命名。如肩胛下肌、冈上肌、冈下肌、肱肌等。③依位置和大小命名。如胸大肌、胸小肌，臀大肌、臀中肌、臀小肌等。④依起止点命名。如胸锁乳突肌、肩胛舌骨肌等。⑤依纤维方向和部位命名。如腹外斜肌、腹内斜肌、腹横肌，肋间外肌、肋间内肌等。⑥依功能命名。如旋前肌、旋后肌、咬肌等。⑦依相关要素命名。如旋前圆肌、旋前方肌、长收肌、短收肌、指浅屈肌、指深屈肌等。

◆ **起点、止点**

大多数肌跨过一个或数个关节，两端附着于骨。只有面部的表情肌一端附着于骨，另一端附着于皮肤。肌收缩牵拉两骨通过关节运动。运动中，一块骨的位置相对固定，而另一骨则发生位移。由此，把肌在运动过程中固定的一端称起点，位移的一端称为止点。通常，接近身体正中面或四肢靠近躯干的肌附着点为起点，另一端则为止点。然而，肌的起、止点在一定条件下可以互换。

◆ **配布与功能**

肌在体内的配布取决于肌的功能。除表情肌外，肌配布的基本原则是：①拮抗与协同。关节运动轴的两面，配布两个肌或肌群，互为拮抗，一群收缩，另一群则相应舒张。②对称。几乎所有肌的配布都是左右对称，互呈镜影。③适应性原则。肌的形态及部位与肌的功能相适应。如上肢的屈肌比伸肌发达；下肢伸肌比屈肌发达。

◆ 血液供应

来自肌邻近动脉干的分支。供应肌的血管很多，无独立命名，泛称肌支。但每个肌有一支主要的动脉与神经伴行，形成神经血管束进入肌内，入肌部位称神经血管束入肌点。动脉在肌内反复分支形成毛细血管。肌失去血供，将坏死。

◆ 静脉回流

肌的静脉由肌内毛细血管汇合而成，较小的动脉和静脉之间常形成动脉-静脉吻合，是肌调节机体血流量的重要装置。静脉自出肌后，通常两条静脉伴一条动脉。

◆ 淋巴回流

肌内的淋巴液回流进入毛细淋巴管，再汇成肌内淋巴管，与静脉伴行，出肌后形成肌外淋巴管，伴随静脉回流至邻近的淋巴结。

◆ 神经支配

支配肌的神经包括以下3种。①躯体运动神经。运动神经元的胞体位于脑干或脊髓，其轴突末梢呈爪状分支与骨骼肌细胞（肌纤维）构成运动终板，传递来自中枢神经的运动信息，使肌收缩或舒张。通常一个神经元支配着多条肌纤维，构成一个运动功能单位。运动单位小的肌，即一个神经元支配的肌纤维数量少，肌的灵活性和精确性高；反之，运动单位大的肌，运动的精确性差。②躯体感觉神经。肌内的传入神经纤维。一部分传导痛觉和温度觉；另一部分进入肌梭和腱梭，感受肌的运动觉，即深感觉或本体感觉，包括肌张力和腱张力的变化、运动、震颤、体位变化等感觉。③自主神经。为交感神经，攀附于肌的动脉，主要支配肌内血管壁的平滑肌，调节肌的血供和物质代谢。肌失去神经支配，肌将瘫痪萎缩。

头　肌

头肌是指配布于头部的肌群。分为面肌和咀嚼肌，参与面部表情与摄食咀嚼。

头肌的血供来自颈外动脉的数个分支，如舌动脉、面动脉、上颌动脉、颞浅动脉和枕动脉等。静脉与相应的动脉伴行。面静脉多与舌静脉汇合注入颈内静脉；颞浅静脉与上颌静脉汇合并向下延伸为下颌后静脉，在下颌角后下方汇于面静脉。淋巴汇入颏下淋巴结、下颌下淋巴结和腮腺淋巴结。这些淋巴结的输出淋巴

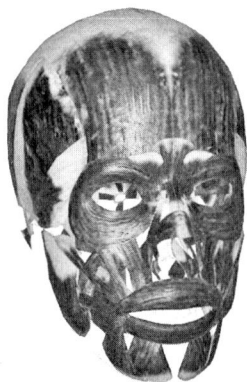

头肌

管注入颈部淋巴结。面肌受第七对脑神经，即面神经支配；咀嚼肌受第五对脑神经，三叉神经的下颌神经的运动神经支配。

面　肌

面肌是指配布于头面部的肌肉。又称表情肌。

◆ **分类**

颅顶肌

颅顶肌是以腱膜为主的扁薄阔肌，左右两块并列覆盖额顶枕部。自

前向后，依次为额腹、中间腱（帽状腱膜）和枕腹。枕腹后下端起于枕骨上项线的外侧2/3和颞骨乳突，前上端移行于帽状腱膜；额腹起自帽状腱膜的前端，至于眼与鼻以上的皮肤深面和面部筋膜。枕腹收缩，可向后牵拉帽状腱膜并固定帽状腱膜，额腹收缩，以枕腹收缩固定帽状腱膜为前提，使眉弓部皮肤和眼眉上提，使额部皮肤形成横向额纹，俗称

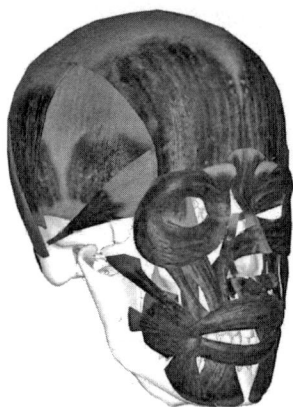

面肌

抬头纹。随年龄增长，皮肤弹性减弱，老年人的额纹易成为永久性皱纹。

眼轮匝肌

眼轮匝肌是位于眼裂周围的椭圆形薄肌，能闭合眼睑，可分为睑部、眶部和泪囊部。眼轮匝肌起点位于眶缘内侧部，分别起自额骨的鼻突、上颌骨的额突、腱内侧韧带的前面和泪骨眶面的后棘等部位。肌纤维行向上外和下外，围绕眼裂覆盖睑板和眶周骨面，部分肌纤维交织成环，部分止于眼外眦的纤维结构，整体形成椭圆形的薄层肌环。睑部覆盖睑板的表面，较薄，色苍白，纤维主要起自睑内侧韧带，肌纤维呈弓形向外，止于眼外眦的睑外侧缝。眶部覆盖眶周围骨面，较厚，色红润，肌纤维自内侧起始后，向外形成完整的椭圆肌坏，上部纤维与枕额肌额腹和降眉肌交织。泪囊部位于睑内侧韧带和泪囊的后面，小而薄，起自泪骨眶面的后棘及其邻近结构，经泪囊的后面向外，分为上下两束，在泪小点的内侧分别止于上睑板和下睑板。

眼轮匝肌的睑部肌纤维能自主或不自主地收缩，柔和地关闭眼裂，

如眨眼和闭眼睡觉；眶部则完全受意识支配。眼轮匝肌整体收缩时，额部、颞部和颊部的皮肤被拉向眼的内侧，眼睑紧紧闭合。眼睑的闭合运动，使皮肤受牵拉形成皱褶，眼外眦部尤甚。人至中年后，眼外眦形成放射状永久性皱纹，俗称眼角鱼尾纹。睑部和眶部的肌纤维可以彼此独立活动，在防强光炫目时，眶部可紧紧收缩，而睑部则松弛，保证眼裂适当开放。泪囊部肌纤维收缩向前牵拉眼睑和泪小管的末端，使之贴近眼球，形成最利于泪小管吸纳泪液的最佳状态。泪囊部的肌纤维又根据作用的不同分为睑板张肌（horner 肌）和睫部肌（riolan 肌）。睫部肌能关闭泪小点处的眼睑，防止外部水汽进入泪道。

眼轮匝肌参与表达内心愉悦情绪，发自内心的愉悦性笑容，需要眼周肌参与，形成"喜上眉梢"的表情。但不参与一般应酬、打招呼时的礼仪式笑容。

"眼皮跳"为眼轮匝肌不规律地自动收缩，常是面神经问题的先兆，常出现于劳累或局部受凉之后，多能自行缓解。但若诱因不及时解除，可发展成一侧面肌的抽搐或痉挛，不可忽视。

眉间区表情肌

降眉肌是枕额肌额腹的延续部分。起自鼻根部，向上止于眉间部皮肤，牵引眉间部皮肤向下，使鼻根部皮肤产生横纹。

眉部还有一组向下牵拉眉部和额部皮肤的小型肌，包括降眉间肌、皱眉肌。可视为枕额肌额腹的条件性拮抗肌。

降眉间肌近似锥状，起自鼻骨下部表面的筋膜和鼻软骨外侧。两侧降眉间肌在鼻部中线并排向上止于两侧眉之间的皮肤，肌纤维向上与枕额肌额腹交织。肌收缩，能向下牵拉两眉之间的皮肤，还可协助运动鼻翼。肌强力收缩时，鼻根部形成明显的横行皱纹，形成生气、愤怒的表情。

皱眉肌细小，呈锥形，位于眼眉内侧端枕额肌额腹的深面、眼轮匝肌眶部内侧份的上缘。肌纤维起自额骨鼻部，斜向上外，止于眉部皮肤，收缩时将眼眉的内侧端拉向内下，使鼻根部及其稍上的皮肤出现纵沟，形成皱眉状态，形成痛苦、难受的表情。此外，强光下，该肌收缩牵拉眉部皮肤出现隆起，形成一个天然"眼罩"。

口周围肌

口周围肌是指配布于口腔侧壁和口唇的肌群，运动颊部、口唇和口角。包括颊肌、口轮匝肌等。颊肌呈长方板状，构成口腔侧壁的主体。口轮匝肌，围绕口裂形成椭圆形肌环，分为缘部和唇部。缘部位于唇红内，肌纤维分散成薄片状；唇部是口轮匝肌的主体，肌纤维附着于口角后外方的口角蜗轴。口轮匝肌并非连续完整的肌纤维环，而是在口唇的4个象限中各自独立，各象限中的肌纤维相互交织形成外观上的肌环。在口角两侧形成了一对半月形纤维组织结构——口角轴或称口角蜗轴。口角轴的半月形两角分别朝向上唇和下唇，为口周围肌提供附着点，并作为肌收缩的支点和作用点。止于口角轴的肌有口轮匝肌、颊肌、提口角肌、降口角肌、颧大肌、笑肌和颈阔肌等，口周各肌在口角轴处交织，形成结节状结构，可在口角稍后方触及。

鼻肌

鼻肌是指配布于鼻孔周围的肌，包括鼻孔缩小肌和鼻孔开大肌两类肌群，运动鼻翼和鼻中隔、开大或缩小鼻孔。①鼻孔缩小肌。又称（固有）鼻肌，类似鼻的括约肌。分为横部和大翼软骨部。横部肌纤维起自尖牙窝上方的上颌骨骨面，斜行向上内。两侧的肌以筋膜在鼻骨前面汇合并与降眉肌筋膜交织，止于鼻骨下部的前面。大翼软骨部的肌纤维两端分别附着于大翼软骨和鼻尖部皮肤。②鼻孔开大肌。起自上颌骨鼻切迹边缘的大翼和小翼软骨，止于鼻孔外侧边缘的皮肤。分为前部和后部。③降鼻中隔肌。④提上唇鼻翼肌。肌的名称提示其功能。鼻肌具有运动口唇和鼻翼的双重作用。

动耳肌

配布于外耳周围，运动耳郭的小型扁薄肌群，包括耳前肌、耳上肌和耳后肌，分别位于耳郭的前方、上方和后方。人类耳肌失用而处于退化状态，少数人耳肌能使耳郭微微活动，大多数人则难以控制耳肌，以致失去运动耳郭的能力。然而，也有个别人的耳肌较为发达，加之长期自我训练，能意识性地控制耳郭运动，如某些滑稽剧演员。很多哺乳动物耳肌极为发达，能敏捷转动耳郭，朝向声源接收听觉信息。

耳前肌呈束状，起自帽状腱膜，肌纤维向后下，止于耳郭软骨的前部，牵引耳郭向前，有的人缺如。耳上肌是三块耳肌中最大的一块，呈扇形，起自帽状腱膜，肌纤维向下止于耳郭软骨，可上提耳郭。耳后肌常为两个小肌束，起自乳突外面，肌纤维向前止于耳部软骨的后面，牵引耳郭向后。

◆ **配布与功能**

面肌多呈扁薄或索条状，主要围绕眼裂、口裂和鼻孔呈环形和辐射状配布，分为颅顶肌、眼轮匝肌、眉肌、口周围肌、鼻肌和耳肌，可闭

合或 / 和开大口裂与眼裂。人类面肌极度发达，是人类高度发达的脑皮质、活跃的思维活动以及丰富的语言行为的结果。

◆ **血液供应**

面肌的血供主要来自面动脉、眼动脉的滑车上动脉、枕动脉及颞浅动脉的分支。面动脉绕下颌骨下缘至面部，沿口角和鼻翼的外侧上升至内眦，称为内眦动脉。在口角处，面动脉发出上唇动脉和下唇动脉，两侧的同名动脉再分支分别在口唇的皮肤与口轮匝肌之间、口轮匝肌与黏膜之间形成浅深两个动脉吻合环，营养唇部。用手指捏住突出的两唇，可感觉到唇内动脉的搏动。眼轮匝肌血供来自眶周的细小的动脉支。眼内眦处有眶上动脉、滑车上动脉、鼻背动脉和面动脉的分支供血；外眦处有颧颞动脉、颧面动脉和颞浅动脉分支供血。各分支围绕眼眶和眼裂形成吻合。

◆ **静脉回流**

面肌的静脉基本与同名动脉伴行。其中，与内眦动脉伴行的眼内眦的静脉是沟通面部静脉与颅内静脉的通路。鼻唇沟有感染时应避免揉挤，避免造成颅内感染。

◆ **神经支配**

面肌受面神经支配。枕额肌的枕腹受面神经的耳后支支配，额腹受面神经神经颞支的分支支配。眼轮匝肌由颞支、口轮匝肌颊肌和其他口周围肌由颊支和下颌缘支支配。面神经损伤的直接结果是"面瘫"，若患者不能提眉，口角下垂，表明为同侧面神经核下神经受损；若仅口角下垂，则表明为对侧的面神经核上部受伤。

◆ **特点**

　　面肌的特点是：①无明显肌腱。②起自骨，止于皮肤或筋膜。③发生于第二对鳃弓间充质。④运动功能单位小。即每个神经元支配的肌纤维数目少，肌活动敏捷。面肌收缩牵拉面部皮肤产生各种面部表情，是反映人的情绪、思维、心理活动与感受等精神神经活动的窗口。

咀嚼肌

　　咀嚼肌是发生于第一对鳃弓的间充质、配布于颞下颌关节周围的肌群，包括咬肌、颞肌、翼内肌和翼外肌4对。

　　咬肌位于颧弓与下颌骨体之间。起自上颌骨的颧突、颧弓下缘的前2/3和颧弓的深面。肌纤维向后下止于下颌角的咬肌粗隆。咀嚼时，可见到或摸到咬肌轮廓。

　　颞肌位于颞窝内，呈扇形。起自颞窝的骨面和颞深筋膜，肌束向下集中形成强劲的肌腱从颧弓的深面下行，止于下颌骨冠突。食肉动物该肌尤为发达。

　　翼内肌位于下颌支内侧的颞下窝内，起自腭骨锥突、上颌骨的上颌结节、翼外板的内面，纤维斜向后下，止于下颌支和下颌角的内侧面。

　　翼外肌位于颞下窝内、翼内肌的上方，呈横置的三角形。起点略微分开形成上下两个头，上头起自蝶骨大翼的颞下面和颞下嵴，

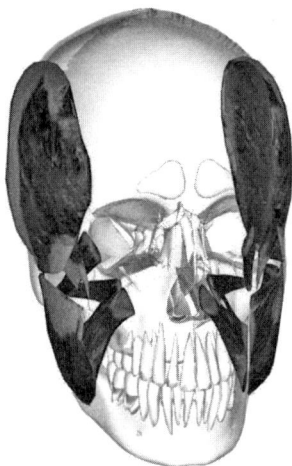

咀嚼肌

止于关节盘前缘及颞下颌关节的关节囊的前面；下头起自翼外板的外侧面，止于下颌颈。肌收缩牵引髁突和关节盘向前，使下颌前移并下降。

左右两侧的咀嚼肌联合运动，执行咬切等各种咀嚼活动。

颈　肌

颈肌是配布于颈部皮下、舌骨的上方和下方、颈椎前面的肌群，包括颈浅肌、舌骨上肌、舌骨下肌和颈深肌数个肌群。

颈浅肌群位于颈部前方和外侧的浅层，包括颈阔肌、胸锁乳突肌。舌骨上肌群位于舌骨与下颌骨之间，包括二腹肌、下颌舌骨肌、茎突舌骨肌、颏舌骨肌。舌骨下肌群位于胸骨与舌骨之间，包括胸骨舌骨肌、肩胛舌骨肌、胸骨甲状肌、甲状舌骨肌。颈深肌群位于颈椎的前方和外侧，包括前斜角肌、中斜角肌、后斜角肌、头长肌、颈长肌、头前直肌和头外侧直肌。颈部狭细，空间有限，除胸锁乳突肌和部分颈深肌外，多数为片状薄肌。

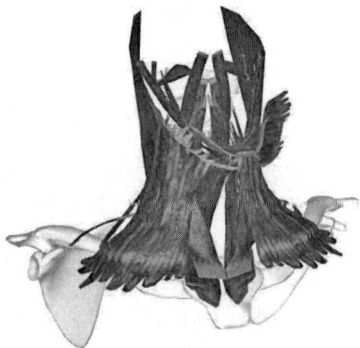

颈肌

颈肌主要形成三大功能组群：①以舌骨为杠杆的舌骨上肌与舌骨下肌功能组群。作用是运动下颌关节、协助吞咽。②以胸锁乳突肌为主的头颈运动肌。完成仰面、转脸、屈颈等运动。③作用于颈椎的颈深肌功能组群。维持颈段脊柱正常位置、运动颈椎。

背　肌

背肌是配布于背、腰部的肌。大多数起自脊柱，止点则以肌功能的不同而异。

背肌分为背浅肌群和背深肌群，前者包括斜方肌、背阔肌、肩胛提肌和菱形肌等；后者包括夹肌和竖脊肌等。按位置和作用，背肌可分两类，一类是作用于上肢和胸廓的肌，称外在背肌；另一类是作用于脊柱，称内在背肌。

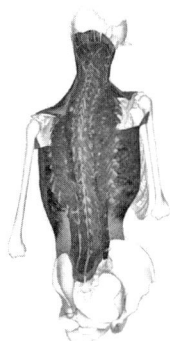

背肌

胸　肌

胸肌是配布于胸部的肌群，包括胸上肢肌和胸固有肌。

胸上肢肌多为扁肌，包括胸大肌、胸小肌、前锯肌和锁骨下肌，起

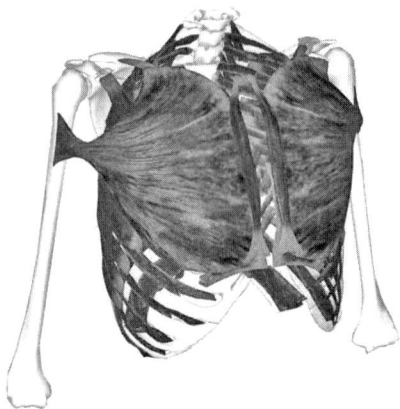

胸肌

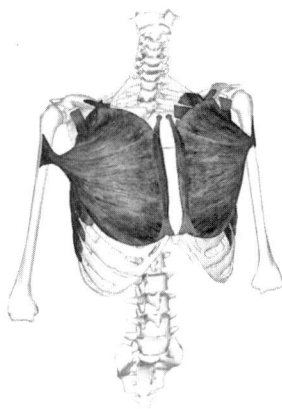

胸上肢肌

自胸壁，止于上肢带骨或肱骨，将上肢连于躯干，并运动上肢带骨和肩关节。病理情况下，胸上肢肌可参与呼吸，哮喘患者常手扶物体，使胸上肢肌的远端固定，肌的收缩提肋助呼吸。

胸固有肌包括肋间外肌、肋间内肌、肋间最内肌和胸横肌，起止点均位于胸部，封闭肋间隙参与构成胸壁，为运动肋，也属呼吸肌。

胸肌的血供来自锁骨下动脉、腋动脉和肋间动脉。静脉回流至相应的伴行静脉。淋巴回流大部分入腋淋巴结，部分入胸骨淋巴结。神经支配来自臂丛和肋间神经支。

膈

膈是封闭胸廓下口，介于胸腔和腹腔之间的穹隆状阔肌。

膈由周边的肌质部和中央的膜性部构成。肌纤维起自胸廓下口内面及腰椎前面，弓形向上止于中心腱，根据肌纤维起始部位分为胸骨部、肋部和腰部。

胸骨部起自剑突后面，肌纤维常不发达；肋部起自下 6 对肋骨和软肋骨，肌纤维弓形向上向中形成膈的左右 2 个穹隆，右侧高，左侧低，最高点分别达第 4～5 肋间隙；腰部的外侧份为肌性，纤维起自腰大肌表面的内侧弓状韧带（附着于第 1～2 腰椎体的外侧与第 1 腰椎横突之间）和腰方肌表面的外侧弓状韧带（附着于第 1 腰椎横突与第 12 肋之间）；内侧份为肌 - 腱膜混合性，纤维起自第 1～3 或第 4 腰椎和前纵韧带前面，形成左右膈脚，右膈脚大于左膈脚。两膈脚在第 12 胸椎的前方围成主动脉裂孔，裂孔以上的肌纤维在到达中心腱之前形成食管裂孔。膈的各部纤维之间常留有无肌纤维的三角形小间隙，间隙内仅有疏松结缔组织和膈筋膜，为膈的薄弱区。胸骨部与肋部之间的间隙称胸肋三角；肋部与腰部之间的称腰肋三角。腹内脏器可经三角突入胸腔，形成膈疝。

膈将胸腔与腹腔分开，但留有 3 个孔供管道通行。①主动脉裂孔。由左右膈脚围成，如同第 12 胸椎前面的弧形"拱门"，主动脉贴脊柱从拱门的后上方进入腹腔，胸导管借此孔入胸腔。主动脉裂孔的边缘为腱性，肌收缩不影响裂孔的大小与主动脉血流。②食管裂孔。位于主动脉裂孔的左前上方，由肌纤维围成，约平第 10 胸椎，内有食管及迷走神经通过。肌的张力自然性压迫食管，起括约肌的作用，防止食物反流，而不影响食管食团入胃。③腔静脉孔。位于食管裂孔右前方的中心腱，约平第 8 胸椎，内有下腔静脉通过。腔静脉裂孔周边为大面积腱膜，裂孔大小不随肌收缩改变，不影响下腔静脉回流。

膈的动脉来自下动脉、肌膈动脉和邻近的肋间动脉的分支。静脉伴同名动脉回流至下腔静脉和胸后壁的奇静脉系统。膈上下两面的淋巴分别回流到纵隔淋巴结和腹腔淋巴结。神经支配来自颈丛的膈神经。

膈是主要呼吸肌。收缩时膈顶下降，胸腔扩大，助吸气；舒张时，膈顶上升，助呼气。膈持续收缩维持深吸气状态时，可稳定胸廓，有助于上肢完成一过性的超强度运动。X 线透

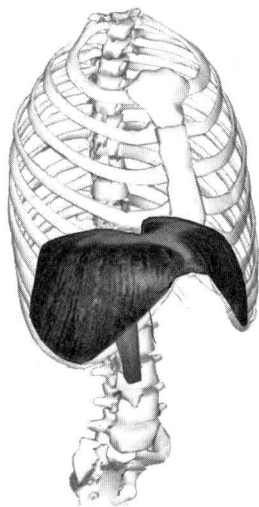

膈

视可清晰看到膈穹隆的同步上下运动，一侧膈神经损伤，左、右膈穹隆
出现"矛盾运动"。

上肢肌

上肢肌是配布于上肢的肌群，分为上肢带肌、臂肌、前臂肌和手肌。

上肢带肌配布于肩关节周围，各肌分别从前方、上方和后方包绕肩
关节，部分肌腱纤维与肩关节囊愈合，形成肌腱袖，加强关节囊，稳定
肩关节。臂肌主要作用于肘关节，而对肩关节的作用相对较弱。前群的
肱二头肌还是强有力的前臂旋后肌。前臂
肌主要运动腕关节与手的关节。手肌是手
掌部的小型肌。

上肢肌的供血主干是锁骨下动脉，经
腋动脉、肱动脉、尺动脉和桡动脉至手部。
静脉与伴同名动脉，回流至锁骨下静脉。
上肢肌的淋巴管随静脉分布，注入腋淋巴
结、锁骨下淋巴结和锁骨上淋巴结等。神
经支配来自臂丛。

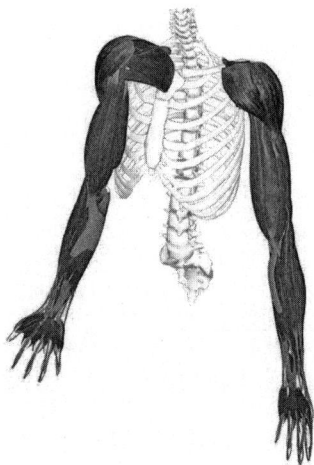

上肢肌

上肢带肌

上肢带肌是起自上肢带骨止于肱骨的肌群，包括三角肌、大圆肌、
冈上肌、冈下肌、小圆肌和肩胛下肌。上肢带肌运动肩胛骨和肩关节。

　　三角肌是包裹肩关节的三角形肌，形成肩部的圆隆形状，是肌内注射的常用部位，起始部呈 U 形起自锁骨外侧 1/3 的前缘和上面、肩峰的外侧面、肩胛冈后面的下缘，肌束向外下方集中越过肩关节，形成一个厚腱，呈 V 形止于肱骨上端外侧的三角肌粗隆。三角肌是肩关节的主要展肌，可使上臂和整个上肢展至水平位。肌的血液供应来自旋肱后动脉。静脉汇成旋肱后静脉回流至腋静脉。神经支配来自腋神经。神经损伤三角肌将瘫痪，肩部形似"方肩"。

　　大圆肌为粗壮的柱状肌，下缘由背阔肌上缘遮盖，起于肩胛骨下角背面，肌束向外上方集中，止于肱骨小结嵴。大圆肌收缩使肩关节旋内、内收和后伸。该肌对上肢的作用与背阔肌相似，又称背阔肌助手。动脉供应来自旋肩胛动脉。静脉汇成旋肩胛静脉经肩胛下静脉回流至腋静脉。神经支配来自下肩胛下神经。

　　冈上肌位于肩胛骨的冈上窝，起于冈上窝骨面，肌腱穿过喙肩峰韧带与肩关节囊上面之间的间隙，止于肱骨大结节上部。

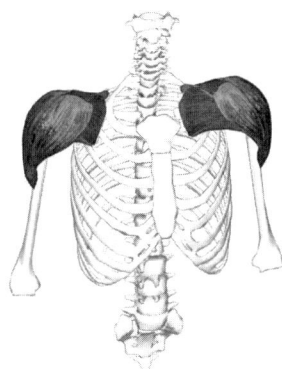

上肢带肌

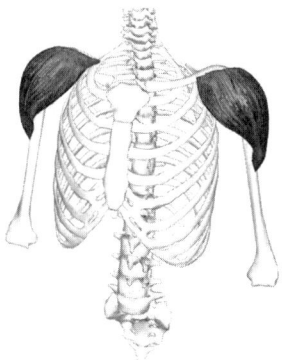

三角肌

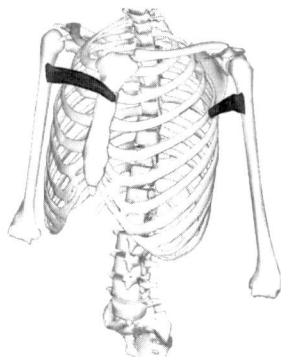

大圆肌

冈下肌呈三角形位于冈下窝，部分被三角肌和斜方肌覆盖，起自冈下窝骨面，肌束向外经肩关节后面止于肱骨大结节中部。

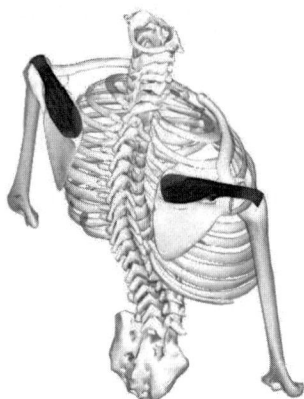

冈上肌

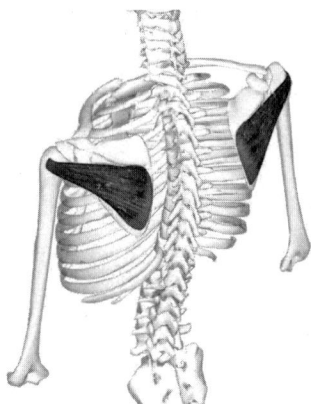

冈下肌

小圆肌位于冈下肌的下方，起于肩胛骨的腋窝外侧缘背面，经肩关节后部，止于肱骨大结节下部。

肩胛下肌位于肩胛骨前面，呈三角形，起自肩胛下窝，肌束向上经肩胛关节的前方，止于肱骨小结节。

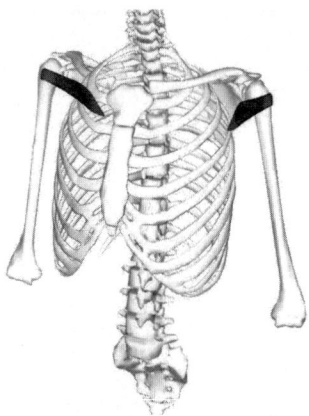

小圆肌

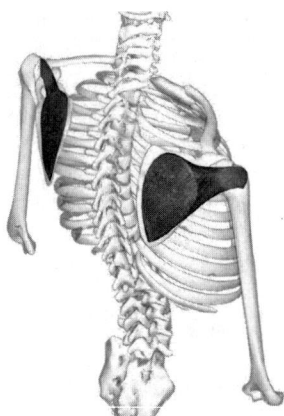

肩胛下肌

冈上肌、冈下肌、小圆肌和肩胛下肌共同构成肩袖肌，各肌肌腱从肩关节的前、上、后三方包绕肩关节并与关节囊紧密愈合，形成肌腱袖。肩袖肌与肌腱袖能动态性稳定肩关节，肩关节运动处于任何位置，肩袖肌均能将肱骨头紧紧地限制在关节盂中。正是这一功能，举重运动员能举起大于自身体重的杠铃，而肩关节不脱位。

冈上肌启动肩关节外展，超过 30° 后，继续外展则靠三角肌。若冈上肌瘫痪，帮患肢外展超过 30°，患肢便可继续展臂。冈下肌和小圆肌可外旋肩关节；肩胛下肌则能使肩关节内收和旋内。

冈上肌、冈下肌和小圆肌的血供来自肩胛上动脉和旋肩胛动脉；肩胛下肌的血供来自肩胛下动脉的分支。静脉汇成肩胛上静脉、旋肩胛静脉和肩胛下静脉的属支，伴同名动脉回流至腋静脉。冈上肌和冈下肌受肩胛上神经支配；小圆肌的神经来自腋神经；肩胛下肌的神经来自肩胛下神经。

臂前群肌

臂前群肌是肱二头肌、喙肱肌和肱肌的总称。臂前群肌各肌的血供来自肱动脉、旋肱前动脉和肘关节动脉网的分支。静脉回流至肱静脉。神经支配来自肌皮神经。

肱二头肌有长、短两个头，长头以细长的腱起自肩胛骨盂上粗隆，穿肩关节囊上壁，进入肱骨结节间沟，在沟内由关节囊滑膜层突出形成的腱鞘包绕；短头起自肩胛骨喙突，行向下外，在肱骨中部与长头汇合，形成肌腹，下行至肱骨下端，移行为肌腱和腱膜，前者止于桡骨粗隆，

后者止于前臂筋膜。肱二头肌跨越肩关节和肘关节，但对肩关节的作用
轻微，主要作用于肘关节，是有力的屈肘肌之一，该肌还能使前臂强力
旋后，是制作螺纹方向的生物学基础，如螺钉、螺帽、瓶盖等的丝旋方
向，大多是根据右臂肱二头肌的用力方向而设计（大多数人是右利手，
即习惯于用右手操作）。用螺丝刀拧紧螺丝也是利用了肱二头肌的旋后
作用。此外，肱二头肌止于前臂筋膜的部分，形成条件旋后肌，使自然
下垂的前臂自动旋后。肱二头肌发达的人，肌腹形成明显的隆起。屈肘
并连续前臂旋前、旋后时，可看到和摸到肱二头肌腹上下运动。

　　喙肱肌位于肱二头肌短头内侧，起自肩胛骨喙突，肌纤维略向外，
止于肱骨体中部。可协助屈、收肩关节。

　　肱肌位于肱二头肌的深面，上段在
三角肌和喙肱肌的止点附近起自肱骨体
下半的前面。肌纤维向下跨过肘关节止
于尺骨粗隆。该肌是强有力的肘关节屈
肌。由于肱骨滑车的运动轴从外上向内
下略微倾斜，屈肘时，手掌朝向对侧肩部，
是进食、抱孩子等多种日常行为所需要。

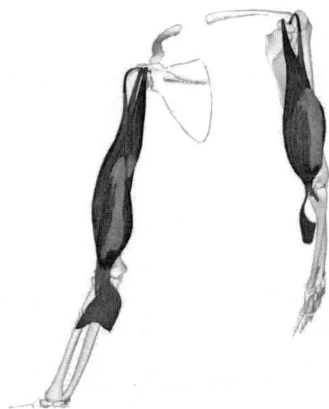

臂前群肌

臂后群肌

　　臂后群肌是肱三头肌和肘肌的总称。动脉供应来自肱深动脉。静脉
汇成肱深静脉的属支，经肱深静脉回流至肱静脉。神经支配来自桡神经。

　　肱三头肌位于上臂的后面，有长头、内侧头和外侧头 3 个头，长头

起自肩胛骨的盂下粗隆，经大圆肌和小圆肌之间下行，内侧头和外侧头分别起自肱骨后面桡神经沟的内下缘和外上缘，3 个头在肱骨下段后面会合，形成坚韧的宽腱，止于尺骨鹰嘴。该肌是肘关节伸肌。一般情况下，自然重力就能伸肘，但敲击、篮球投篮、展臂扩胸等时，肱三头肌则发挥伸肘作用。

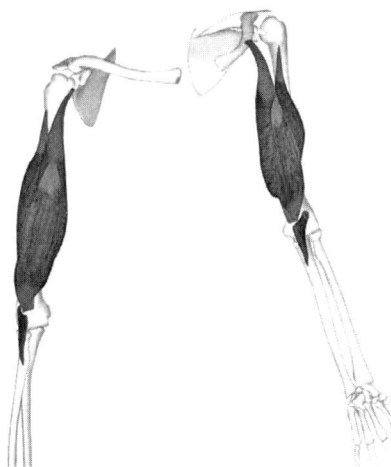

肘肌为三角形小肌，位于肘关节后面。起自外上髁，止于鹰嘴的外侧面和尺骨后方的上部。肘肌能伸肘并牵拉关节囊。

臂后群肌

前臂肌

前臂肌是配布于前臂的肌群。

前臂肌分为前群、后群，大多数是长肌，上部为肌腹，下部是细长的肌腱，分别止于腕骨、掌骨与指骨的前面。前群肌 9 块，主要起自肱骨内上髁和尺、桡骨前面，分 4 层配布，形成前臂旋前、屈肘、屈腕和屈指 4 个功能组群。后群肌有 10 块，主要起自肱骨外上髁和尺、桡骨后面，分浅深两层，形

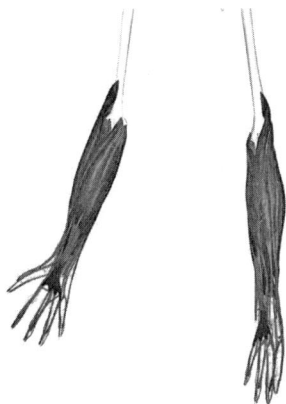

前臂肌

成伸腕、伸第 2～4 指、伸展拇指和前臂旋后 4 个功能组群。

前臂前群肌

前臂前群肌是前臂肌的一部分。

前臂前群肌包括肱桡肌、旋前圆肌、旋前方肌、桡侧腕屈肌、尺侧腕屈肌、掌长肌、指浅屈肌、指深屈肌和拇长屈肌。各肌的动脉来自尺动脉和桡动脉，静脉汇入尺静脉和桡静脉。神经支配来自正中神经和尺神经。

肱桡肌是前臂前群唯一屈肘肌。起自肱骨外上髁，远端移行为肌腱止于桡骨茎突。该肌能屈肘关节，且更重要的是与起自肱骨内上髁的各肌协同，对肘关节起稳定作用。如乘公交车手握立柱时，肱桡肌明显收缩而稳定肘关节。发生学上该肌属后群肌，故有的教科书把该肌归为前臂后群。神经支配来自桡神经（与前臂后群肌的神经相同）。

旋前圆肌和旋前方肌构成前臂旋前功能组群，二肌分属前臂前群的第1层和第4层。旋前圆肌起自肱骨内上髁，肌纤维向外下止于桡骨中部外侧；旋前方肌位于前臂的远端，呈四方形，起自尺骨止于桡骨。二肌协同收缩，使前臂旋前；旋前圆肌还有微弱屈肘作用。动脉供应来自尺动脉，静脉汇入尺静脉，神经支配来自正中神经。

桡侧腕屈肌、尺侧腕屈肌和掌长肌构成屈腕肌群。这3个肌居第1层，共同起自肱骨内上髁，远端移行为肌腱。这3个肌的腱在腕上部平行排列，跨过腕关节后，桡侧腕屈肌止于第2掌骨底、尺侧腕屈肌止于豌豆骨、掌长肌扩展形成掌腱膜。各肌协同收缩，能强劲而稳定地屈腕关节。桡侧腕屈肌或尺侧腕屈肌单独收缩，可内收或外展腕关节。掌长肌收缩可紧张掌腱膜和手掌皮肤，有利于牢固地抓握物体。

　　指浅屈肌、指深屈肌和拇长屈肌构成屈指肌群，居第 2、3 层（指深屈肌和拇长屈肌）。指浅屈肌的一部分起自肱骨内上髁，一部分与指深屈肌和拇长屈肌一起起自尺、桡骨的前面和前臂骨间膜。这 3 个肌在腕上部移行为肌腱，经腕管进入手掌，拇长屈肌肌腱止于拇指远节指骨底；指浅屈肌和指深屈肌各分为 4 个肌腱，行向第 2～5 指，指浅屈肌各腱的末端各分为 2 脚，止于第 2～5 指中节指骨体的两侧，指深屈肌各腱穿过 2 脚之间止于第 2～5 指末节指骨底。各肌能有力屈指，完成握拳和抓握性动作。手的抓握力，伸腕时强劲，屈腕时减弱。

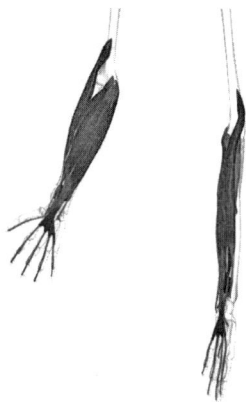

前臂前群肌

前臂后群肌

　　前臂后群肌是前臂肌的一部分。

　　前臂后群肌包括桡侧腕长伸肌、桡侧腕短伸肌、尺侧腕伸肌、指伸肌、小指伸肌、示指伸肌、拇长展肌、拇短伸肌、拇长伸肌和旋后肌。前臂后群肌的动脉供应来自骨间后动脉的肌支。静脉汇成骨间后静脉的属支，回流至桡静脉。淋巴回流至肘淋巴结。神经支配来自桡神经的分支。桡神经损伤，前臂后群肌瘫痪，不能伸腕关节，呈现"垂腕"体征。

　　桡侧腕长伸肌、桡侧腕短伸肌和尺侧腕伸肌构成伸腕组群，位于浅层，共同起自肱骨外上髁，远端移行为肌腱，越过腕关节后，桡侧腕长伸肌止于第 2 掌骨底；桡侧腕短伸肌止于第 3 掌骨底；尺侧腕伸肌止于第 5 掌骨底。这 3 个肌协同收缩强力伸腕，桡侧腕长、腕短伸肌收缩，使腕关节外展，尺侧腕伸肌使腕关节内收。

指（总）伸肌、小指（固有）伸肌和示指（固有）伸肌构成伸第 2～5 指组群，前二者位于前臂肌后群浅层，起自肱骨外上髁；后者位于深层，起自桡骨和尺骨的背面及其骨间膜。各肌的远端为长肌腱，越过腕关节的背面，指伸肌分为 4 腱，末端各形成扁腱，即指背腱膜，止于第 2～5 指中节和末节指骨底。在掌指关节的背面 4 腱由横向腱纤维相连；小指伸肌肌腱末端形成指背腱膜后，止于第 5 指的中节和末节指骨；示指伸肌止于第 2 指背腱膜。各肌的主要功能为伸指，指伸肌的肌腱由腱间联合形成一个功能体，可同时伸第 2～5 指；而示指伸肌和小指伸肌能单独伸第 2 指和第 5 指，第 2 指在日常动作中作用重要，如指点物体、指示方向等。

拇长展肌、拇短伸肌和拇长伸肌构成前臂后群的拇指运动肌组群。各肌起自尺骨和桡骨后面及其之间的骨间膜，远端为长腱，拇长展肌止于第 1 掌骨底的外侧、拇短伸肌止于拇指近节指骨底、拇长伸肌止于拇指远节指骨底的背面。拇指伸并外展时，拇指根

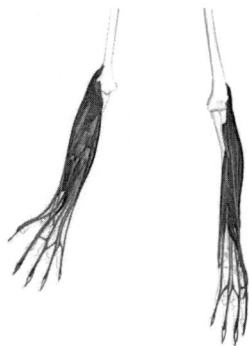

前臂后群肌

部外侧肌腱形成三角形凹陷，称鼻烟壶（窝）。窝的桡侧界为拇长展肌腱和拇短伸肌腱；尺侧界为拇长伸肌腱。窝底的深面是舟骨和大多角骨。这 3 个肌的功能与其肌名称相符合，展、伸拇指。

旋后肌起自肱骨外上髁和尺骨近侧，肌纤维斜向外下绕过桡骨上端的外侧，止于桡骨上 1/3 的前面，使前臂旋后。

手　肌

手肌是位于手掌部，分为外侧群、中间群、内侧群 3 个肌群，形成拇指、第 2～5 指和小指 3 个功能组肌群。

手肌外侧群 4 块，又称鱼际肌，运动拇指；中间群 11 块，运动第 2～5 指；内侧群 3 块，又称小鱼际肌，运动小指。手肌执行手指的精细性运动，如书写、绘画，刺绣、雕刻等。

拇短展肌、拇短屈肌、拇对掌肌和拇收肌 4 肌构成拇指运动肌组群，均位于第 1 掌骨的前面，外敷皮肤形成明显隆起，称鱼际。拇短展肌和拇短屈肌位于浅层，并排配布，展肌在外侧，屈肌居内；拇对掌肌位于深层，拇收肌居最深处偏内侧。拇短展肌、拇短屈肌和拇对掌肌起自腕部的屈肌支持带和舟骨与大多角骨结节，拇对掌肌止于第 1 掌骨体，其余二肌均止于拇指近节指骨底。拇收肌有两个头，斜头起自第 2～3 掌骨底与邻近腕骨的掌侧面，横头起自第 3 掌骨体腹侧。二头合并止于拇指近节指骨底内侧。

在长肌的配合下，鱼际肌能使拇指做屈伸收展各种运动。拇指依次接触第 2～5 指的动作，称拇对掌运动，是人类特有的手指功能，也是完成精细动作的必要条件。拇指的作用几乎等同于其余 4 指的全部功能，并指手套（第 2～5 指在一个空间，拇指独占一个空间）就是根据手的这一生物学功能特征而设计。临床手术，也尽量保障拇指的形态完整性。

肌动脉供应来自掌浅弓和拇主要动脉。静脉回流至桡静脉和手背静脉网。拇短展肌、拇短屈肌、拇对掌肌受正中神经的返支支配；拇收肌受尺神经支配。

蚓状肌（4块）、骨间掌侧肌（3块）和骨间背侧肌（4块）构成第2～5指功能组群，均为小型细长肌，占据掌心中部。4块蚓状肌起自指深屈肌4个腱的桡侧，止于第2～5指的指背腱膜；3块骨间掌侧肌位于掌骨间隙中，分别起自第2掌骨体的内侧面，第4、5掌骨体的外侧面，分别止于第2指近节指骨底的内侧和指被腱膜，第4、5指近节指骨底的外侧面和指背腱膜；4块骨间背侧肌位于4个掌骨间隙内，各起自相邻两掌骨体的相对缘，其中第1骨间背侧肌止于第2指近节指骨底的外侧和指被腱膜；第2、3骨间背侧肌分别止于第3指近节指骨底的内、外两侧和指背腱膜；第4骨间背侧肌止于第4指近节指骨的外侧和指被腱膜。本组群各肌均屈第2～5指的掌指关节、伸指骨间关节。各肌收缩可使第2～5指与手掌之间形成直角。骨间掌侧肌收缩使第2指和第4～5指靠近中指，四指并拢；骨间背侧肌收缩使第2指和第4～5指离开中指，四指散开。肌的动脉供应来自掌深弓及掌心动脉。静脉回流至掌深静脉和手背静脉网。骨间肌和第3～4蚓状肌受尺神经深支支配；第1～2蚓状肌受正中神经支配。尺神经损伤致骨间肌瘫痪，手指不能并拢。

小指展肌、小指短屈肌和小指对掌肌三肌构成小指固有运动组群，位于第5掌骨的前面，外被皮肤形成轻微隆起，称小鱼际。各肌起自屈肌支持带和豌豆骨、钩骨钩，小指展肌和小指短屈肌分别止于小指近节指骨底的外侧和腹侧，小指对掌肌止于第 5 掌骨内侧。肌的功能与其名字相符，分别外展、屈小指和小指对掌。此外，小鱼际处还有一块皮肌，称掌短肌，为纤维稀疏的横行肌片，少数掌短肌较发达。肌的血供来自掌浅弓，静脉回流至尺静脉和手背静脉网，神经支配来自尺神经的分支。

下肢肌

　　下肢肌是配布于下肢的肌群。分为髋肌、大腿肌、小腿肌和足肌。

　　髋肌围绕髋关节，前面 4 块，后面 9 块，合称臀肌，形成膨隆的臀部。大腿肌配布于股部的前方、后方和内侧，构成前、后和内 3 个功能组群。小腿肌包括 3 个肌群，前群位于胫骨外侧面、腓骨前内侧面骨间膜的前面；后群在骨间膜的后面；外侧群居腓骨的外侧面。足肌位于足背和足底。足背肌位于趾长伸肌腱深面；足底肌形成内侧、中间和外侧 3 个肌群，没有对掌肌。

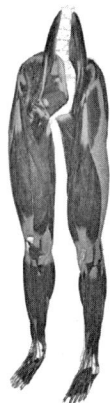

下肢肌

　　下肢肌较上肢肌粗壮，与维持直立、负重、运动、行走、奔跑等功能相适应。血液供应来自髂外动脉、股动脉和髂内动脉壁支。

髋　肌

　　髋肌是主要位于髋骨与髋关节的前面和后面的肌。又称盆带肌。运动髋关节，共 13 块，形成前、后两个肌群。

　　前群肌 4 块，包括髂腰肌（髂肌和腰大肌）、腰小肌和阔筋膜张肌，能屈髋、抬起大腿或屈躯干、弯腰。髂腰肌、腰小肌的血供主要来自腰动脉、髂腰动脉和旋髂深动脉；阔筋膜张肌的血供来自股动脉或股深动脉的旋股外侧动脉。髂腰肌的静脉回流至腰静脉、髂腰静脉和旋髂深静脉；阔筋膜张肌的静脉回流至旋股外侧静脉。神经支配来自股神经。

后群肌9块，位于臀部形成隆起，俗称"屁股"，包括臀大肌、臀中肌、臀小肌，梨状肌，闭孔内肌、闭孔外肌，上孖肌、下孖肌，以及股方肌。后群肌能伸、展、外旋髋关节。血供主要来自髂内动脉的臀上动脉和臀下动脉。静脉回流至臀上静脉和臀下静脉，最终经髂内静脉入下腔静脉。臀大肌受臀下神经支配；臀中肌和臀小肌受臀上神经支配；梨状肌、闭孔内肌及其上、下孖肌和股方肌均受骶丛的分支支配；闭孔外肌受闭孔神经的后支支配。

髂腰肌包括髂肌和腰大肌，髂肌呈扇形，起自髂窝；腰大肌呈长梭形，肌纤维分为深浅两部，深部起自第1～5腰椎横突，浅部起自第12胸椎和第1～5腰椎体及其椎间盘的侧面，参与腹后壁的形成。二大肌在腹股沟韧带上方会合，经腹股沟韧带深面向下止于股骨小转子。越过髋关节前面时，肌的深面与关节囊之间有一个较大的滑膜囊，与髋关节腔相通。

髂腰肌的功能是屈髋关节，提起大腿；下肢固定时，髂腰肌收缩，使躯干前屈，骨盆前倾，可做深鞠躬动作。奔跑中大腿前移和抬腿速度与髂腰肌收缩速度和力度密切相关。仰卧时，该肌既可参与仰卧起坐，又可参与后滚翻。

腰小肌是位于腰大肌表面的细长小肌，约50%的人该肌缺如。上端起自第 12 胸椎和第 1 腰椎外侧面的筋膜，下端移行为细腱，止于髋骨的髂耻隆起。腰小肌功能微弱，可忽略。

阔筋膜张肌位于大腿上部前外侧，起自髂前上棘，阔筋膜分成两层包裹其肌腹，两层筋膜在肌腹的下端合并，在大腿外侧加厚，形成髂胫束，跨过膝关节外侧止于胫骨外侧髁。阔筋膜张肌之功能，如其名称，使阔筋膜紧张，也能微屈大腿。神经支配来自股神经。

臀大肌、臀中肌、臀小肌三肌为主形成臀部膨隆，俗称"屁股"。臀大肌位于浅层，略呈平行四边形，肌体肥厚，起自髂骨、骶骨和尾骨及骶结节韧带的背面，肌束粗大，肌纤维斜向下外，越过髋关节的后方时，形成一片厚而致密的臀大肌腱板，止于股骨臀肌粗隆和髂胫束。由座位起立时、上台阶时，臀大肌强力收缩，使髋关节由屈至伸。

臀中肌位于臀大肌的深面，臀小肌位于臀中肌的深面，均呈扇形，起自髂骨翼外面，肌束向下集中形成短腱，止于股骨大转子。二肌可外展髋关节；单腿站立时，肌收缩锁紧髋关节，防止侧倾。

梨状肌为三角形扁肌，起自盆内骶骨前面，肌纤维向下外经坐骨大孔达臀部，止于股骨大转子。该肌占据了坐骨大孔的大部分空间，处于臀部的关键部位，其上缘和下缘与坐骨大孔边缘分别形成梨状肌上孔和梨状肌下孔，孔内有神经血管出入。

闭孔内肌、闭孔外肌顾名思义，前者在骨盆内壁，起自闭孔周边骨面与闭孔膜内面，肌纤维向后集中，

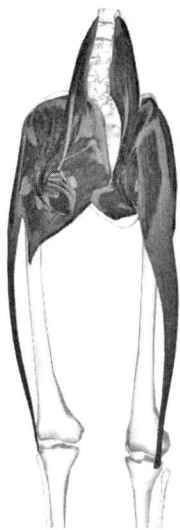

髋肌

在坐骨小孔处移行为肌腱，绕坐骨小孔出骨盆转向外上，经股骨颈后方，止于大转子；后者在骨盆外壁起自闭孔周边骨面与闭孔膜外面，肌束向后集中移行为肌腱，止于转子窝。

上孖肌、下孖肌为闭孔内肌的一对辅助肌，分别起自坐骨小孔上缘和下缘及其韧带，分列于闭孔外肌腱的上下缘，肌纤维与闭孔内肌腱伴行止于转子窝。

股方肌为四边长方形肌，起自坐骨上支，几呈水平位向外，止于转子间嵴。股方肌恰居坐骨神经从臀部进入股后部过渡区的前面，对神经有保护意义。肌收缩可外旋髋关节。

大腿肌

大腿肌是配布于大腿的肌群。共10块，分3个肌群位于大腿的前面、内侧面和后面，止点跨越髋和膝两个关节或仅跨越髋关节。

大腿肌前群包括缝匠肌和股四头肌2块，血供来自股动脉的分支股深动脉，静脉回流至股深静脉和股静脉，神经支配来自股神经。

大腿肌内侧群包括耻骨肌、股薄肌、长收肌、短收肌和大收肌5块，形成一个功能整体，使大腿内收、旋外。耻骨肌微有屈髋关节作用；股薄肌有屈髋、屈膝的功能。动脉供应来自股深动脉的旋股内侧动脉和股深动脉肌支，静脉回流至股深静脉和股静脉，神经支配来自闭孔神经。

大腿肌后群包括半腱肌、半膜肌和股二头肌3块。三肌合称"腘绳肌"，均跨越髋关节和膝关节。大腿后群肌可伸髋关节、屈膝关节，但不能同时作用于两个关节。腘绳肌具很强的可塑性，经训练，肌可大大拉长。动脉供应来自股深动脉的穿支，静脉引流至股深静脉和股静脉，神经支配来自坐骨神经。

缝匠肌与股四头肌居股骨前面，缝匠肌是全身最长的带状扁肌，起自髂前上棘，肌纤维几乎平行排列，经大腿的前面斜向内下，越过膝关节的内侧止于胫骨上端的内侧面。缝匠肌屈髋关节和膝关节，形成坐小板凳的姿势。

股四头肌是全身最大的肌肉，由4个头构成4块肌，分别称股直肌、股内侧肌、股外侧肌和股中间肌。股直肌位于股骨前面，起自髂前下棘；股内侧肌和股外侧肌分别位于股骨体的内侧和外侧，起自股骨粗线内侧唇和外侧唇；股中间肌位于股直肌的深面，居股内侧肌和股外侧肌之间，起自股骨体的前面。股四头肌的下端在股骨体的前面、膝关节的稍上方形成股四头肌腱，向下包绕髌骨后改称为髌韧带，越过膝关节前面，止于胫骨粗隆。股四头肌伸膝关节，可强劲踢腿；股直肌还可屈髋关节。

股薄肌、耻骨肌、长收肌、短收肌和大收肌起自闭孔周围的耻骨支、坐骨支和坐骨结节，分层排列。股薄肌为带状长肌，位于大腿的最内侧，止于胫骨上端的内侧。耻骨肌为长方形短肌，位于髂腰肌下段内侧；长收肌为三角形扁肌，居耻骨肌的内下；短收肌近三角形，居长收肌的后面；大收肌居短收肌之后，为内侧肌群中最大的三角形肌。各肌止于股骨粗线，其中大收肌起自坐骨

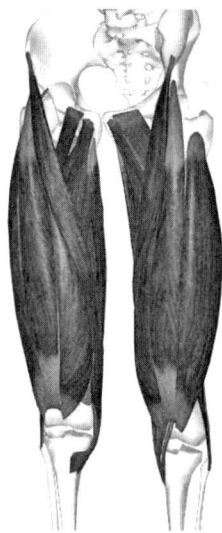

大腿肌

结节的肌纤维下端以粗壮的肌腱止于股骨内上髁上方的收肌结节。结节上方，大收肌肌腱与股骨之间形成收肌腱裂孔，股血管由此孔进入腘窝。

股二头肌、半腱肌和半膜肌居大腿后面，合称腘绳肌。半腱肌与半膜肌起于坐骨结节，二肌并行，位于股后区的内侧，半腱肌居半膜肌的浅面，下端形成细长的肌腱，腱长约占肌的一半；半膜肌居半膜肌深面，腱膜位于上端，几乎占肌长的一半。二肌下端跨越膝关节后面的内侧，止于胫骨上端内侧与胫骨内侧髁后面。股二头肌位于股后区的外侧，有长、短两头，长头与半腱肌和半膜肌共同起自坐骨结节，短头起自股骨体后面的粗线，两头合并后，向下移行为肌腱，跨越膝关节后方的外侧止于腓骨头。

小腿肌

小腿肌是配布于小腿的肌群。位于小腿的前方、后方和外侧，共12块。

小腿肌前群在小腿骨间膜的前面，共4块，包括胫骨前肌、趾长伸肌、姆长伸肌和第三腓骨肌。动脉供应来自胫前动脉，静脉引流至胫前静脉，神经支配来自腓深神经。

小腿肌外侧群位于小腿外侧，包括腓骨长肌和腓骨短肌。

小腿肌后肌包括浅层的小腿三头肌（腓肠肌和比目鱼肌）、跖肌和深层的腘肌、趾长屈肌、胫骨后肌和姆长屈肌，共6块。

胫骨前肌、姆长伸肌、趾长伸肌和第三腓骨肌由内向外依次排列在小腿前面、胫骨与腓骨之间。各肌起自胫骨、腓骨和小腿骨间膜，肌的下端为肌腱，经踝关节前方的伸肌支持带深面转至足背，胫骨前肌止于内侧楔骨和第 1 跖骨底；踇长伸肌止于踇趾远节趾骨底；趾长伸肌肌腱分为 4 个腱行向第 2～5 趾背移行为趾背腱膜，止于中节和远节趾骨底；第三腓骨肌，止于第 5 跖骨底。四肌共同伸踝关节（背屈）翘起足背。胫骨前肌还能使足内翻，抬高足内侧缘；踇长伸肌伸踇趾，翘起大踇趾；趾长伸肌伸（翘起）第 2～5 趾；第三腓骨肌参与足外翻，抬起足外侧缘。

腓骨长肌、腓骨短肌均起自腓骨外侧面，腓骨长肌居浅，腓骨短肌居深。两肌的下 1/3 为长肌腱，经外踝后面在腓侧支持带的约束下转向前，腓骨短肌腱止于第 5 跖骨粗隆，腓骨长肌腱绕至足底，斜行至足的内侧，止于内侧楔骨和第 1 跖骨底。二肌使踝关节跖屈、足外翻。腓骨长肌肌腱形成"足底腱环"，其止点几乎与胫骨前肌腱止点相接，二者对维持足弓有重要意义。肌的血供来自胫前动脉，静脉引流至胫前静脉，神经支配来自腓浅神经。高强度、频繁练习踮脚动作，如芭蕾舞或杂技演员，易造成腓骨长肌和腓骨短肌过分牵拉，以致腓骨上支持带损伤，二肌肌腱可突破韧带束缚，脱位至外踝表面，需手术复位。

腓肠肌（内、外侧头）、比目鱼肌合称小腿三头肌。腓肠肌内、外侧头分别起自股骨内侧髁和外侧髁，两头呈 V 形会合，构成腘窝下内界和下外界。会合后的腓肠肌肌腹在小腿的中上部膨大，形成"小腿肚"，向下逐渐缩细，在小腿中部移行为粗壮的跟腱，止于跟骨；比目鱼肌居腓肠肌深面，起自腓骨后面上部和胫骨比目鱼肌线，肌体扁平，肌纤维向下移行为肌腱，融入跟腱。跖肌位于腓肠肌与比目鱼肌之间，起自股骨外上髁，肌腹很小，腱细长，也并于跟腱。剧烈弹跳，可致跟腱从附着处断裂，需手术复位。

腘肌、趾长屈肌、踇长屈肌和胫骨后肌位于小腿三头肌深面。腘肌位置高，起自股骨外侧髁的外面，肌纤维斜向下内止于胫骨比目鱼肌线以上骨面。趾长屈肌、踇长屈肌和胫骨后肌，自内向外依次排列，起自胫骨、腓骨及小腿骨间膜后方，三肌肌腱经内踝后方，在屈肌支持带约束下，经踝管至足底。趾长屈肌腱分为4束，止于第2～5趾远节趾骨底；踇长屈肌腱止于踇趾远节趾骨底；胫骨后肌止于足舟骨粗隆和3块楔骨。小腿肌后群（腘肌除外）共同屈踝关节，可踮起脚后跟。腘肌可屈膝并旋内；趾长屈肌屈第2～5趾；踇长屈肌屈踇趾；胫骨后肌使足内翻。肌的血供自胫后动脉和腓肠动脉，静脉回流至胫后静脉和腓肠静脉，神经支配来自胫神经。

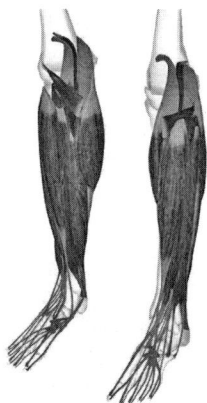

小腿肌

足 肌

足肌是配布于足的肌群。不仅位于足底，还配布于足背。

足底肌的血供来自足底外侧动脉、足底深弓和足底内侧动脉，静脉回流至足底外侧静脉和足底内侧静脉，神经支配来自足底内侧神经和足底外侧神经。足背肌受足部动脉供应，神经支配来自腓深神经。

足背肌包括踇短伸肌和趾短伸肌。

足底肌分为内侧群、中间群和外侧群。内侧群3块，包括踇展肌、踇短屈肌和踇收肌。中间群13块，包括趾短屈肌、足底方肌、蚓状肌（4

块）、骨间足底肌（3 块）和骨间足背肌（4 块）。外侧群包括小趾展肌和小趾短屈肌。二肌受足底外侧动脉供应。静脉回流至足底外侧静脉。神经支配来自足底外侧神经。

　　姆短伸肌、趾短伸肌位于足背，呈薄片状，居趾长伸肌腱深面。二肌起自跟骨上端前面和侧面，分别止于姆趾和第 2～5 趾。可伸跖趾关节，翘姆趾和第 2～5 趾。

　　姆展肌、姆短屈肌和姆收肌组成足底肌内侧群，形成足底内侧纵行肌隆起。姆展肌起自跟骨与足舟骨、姆短屈肌起自内侧楔骨、姆收肌起自第 2～4 跖骨底，分别从各自的作用方位止于姆趾近节趾骨底，如其名称所示，分别展（向内），屈、收（向外侧）姆趾（收、展运动，以中趾为准）。

　　趾短屈肌、足底方肌、蚓状肌（4 块）、骨间足底肌（3 块）、骨间足背肌（4 块）构成足底肌中间群，形成足底中间的纵行肌隆起。趾短屈肌和足底方肌起自跟骨前面，趾短屈肌止于第 2～5 趾中节趾骨，可屈第 2～5 趾；足底方肌止于趾长屈肌腱的分歧处，用于矫正趾长屈肌腱的作用方向。蚓状肌起自趾长屈肌的 4 个腱，止于趾背腱膜，可屈跖趾关节、伸趾间关节。骨间足底肌 3 块各起自第 3～5 跖骨体的内侧，止于第 3～5 趾近节趾骨底内侧，可内收第 3～5 趾。骨间足背肌 4 块，各起自相邻跖骨体的相对面，第一骨间足背肌止于第二趾近节趾骨底内侧，可内收第二趾；余者止于第 2～4 趾近节趾骨底外侧，可

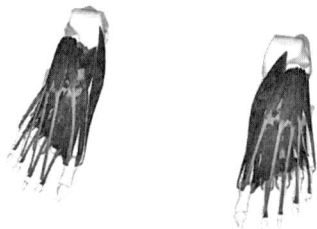

足肌

外展第 2 ～ 4 趾。

小趾展肌、小趾短屈肌构成足底肌外侧群，形成足底外侧的纵行肌隆起。小趾展肌起自跟骨，止于小趾第 1 节趾骨底的外侧，外展小趾；小趾屈肌起自第 5 跖骨底，止于小趾第 1 节趾骨底的跖侧，屈小趾。

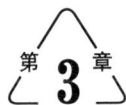

第3章

脉管系统

脉管是人体内封闭的管道系统。包括淋巴系统和心血管系统。

淋巴系统由淋巴管道、淋巴组织和淋巴器官组成，其中淋巴液沿淋巴管道向心流动，最终汇入静脉。淋巴系统还生成淋巴细胞和免疫抗体，参与机体防御与免疫调控作用。心血管系统由心、动脉、毛细血管和静脉组成，心为动力中心，通过血管把血液输送至全身各器官和组织。总之，脉管系统对于实现新陈代谢的运转和维持人体内环境的稳定有着重要作用。

淋巴系统

淋巴系统是由淋巴管道、淋巴组织和淋巴器官组成的系统。

淋巴系统是静脉的辅助系统，属于循环系统的一部分，有引流组织液、产生淋巴细胞、过滤淋巴、产生免疫应答等功能。

淋巴管道

淋巴管道是将淋巴输送入大静脉的管道网，是淋巴系统的重要组成部分，为淋巴通过的管道，依据汇集顺序、口径大小和管壁厚薄，分为毛细淋巴管、淋巴管、淋巴干和淋巴导管。淋巴管道内流动的无色透明的液体称为淋巴。当血液流经毛细血管动脉端时，部分液体经毛细血管壁滤出，进入组织间隙，形成组织液。组织液与细胞进行物质交换后，大部分在毛细血管静脉端吸收，进入静脉，小部分进入毛细淋巴管内成为淋巴，由淋巴管道最后注入静脉。

淋巴组织

淋巴组织是以网状结缔组织为支架，网眼中充满大量淋巴细胞及其他免疫细胞的组织。因其是免疫应答的场所，又称免疫组织。根据其形态、细胞成分和功能特点，一般将淋巴组织分为弥散淋巴组织和淋巴小结两种。弥散淋巴组织无明确的界限，主要含 T 淋巴细胞，还含有 B 淋巴细胞、浆细胞和巨噬细胞等。抗原刺激可使弥散淋巴组织扩大，并出现淋巴小结。淋巴小结又称淋巴滤泡，为球形小体，有较明确的界限，含大量 B 细胞和一定量的辅助性 T 细胞（Th 细胞）、滤泡树突状细胞、巨噬细胞等。在抗原刺激下，淋巴小结增大、增多是体液免疫应答的重要标志，抗原被清除后淋巴小结又逐渐消失。

淋巴器官

淋巴器官包括淋巴结、脾、扁桃体和胸腺等，具有产生淋巴细胞、过滤淋巴和产生抗体的功能。根据发生和功能，淋巴器官可分为中枢淋巴器官（初级淋巴器官）和周围淋巴器官（次级淋巴器官）；前者是胸腺，后者包括淋巴结、脾和扁桃体。中枢淋巴器官发育较早，是造血干细胞；在激素作用下，增殖分化为 T 淋巴细胞和 B 淋巴细胞，并向周围淋巴器官输送这些细胞。周围淋巴器官发育较迟，其初始淋巴细胞是由中枢淋巴器官迁徙而来，定居在特定区域内，在抗原作用下增殖，是进行免疫反应的场所。

心血管系统

心血管系统是包括心、静脉、毛细血管和动脉的人体封闭的管道系统。

心血管系统的主要功能是将消化管吸收的营养物质、肺吸收的氧运送到全身器官的各组织和细胞，同时将组织和细胞的代谢产物、多余的水和二氧化碳等运送到皮肤、肺、肾等器官排出体外。内分泌腺和体内各处的内分泌组织所分泌的激素包括脉管系统内的心肌细胞、血管平滑肌和内皮细胞产生的多种生物活性物质也经心血管系统输送到相应的器官。

心主要由心肌构成，是心血管系统的动力中心，连接动、静脉的枢纽且具有内分泌功能。心分为左心房、左心室、右心房和右心室 4 个腔。心房连接静脉，接受回心血液，心室发出动脉，把血液送往全身各器官、组织。动脉在行程中不断分支，越分越细，最后移行为毛细血管。毛细血管是连接动、静脉末梢间的微细血管，管径一般为 5 ～ 50 微米，其数量多，彼此吻合成网，除软骨、角膜、晶状体、毛发、牙釉质和被覆上皮外，毛细血管遍布全身各处。毛细血管管壁主要由单层内皮细胞和基膜构成，管壁菲薄，通透性较大，管内血流缓慢，是血液与血管外组织液和气体进行物质交换的场所。静脉是导血回心的血管。小静脉由毛细血管汇合而成，在向心回流行程中不断接受属支，逐渐汇成中静脉、大静脉，最后注入心房。静脉与相应的动脉比较，静脉管壁薄，管腔大，弹性小，血容量大。

人体的血管除经动脉通过毛细血管与静脉相连外，动脉与动脉之间、静脉与静脉之间甚至动脉与静脉之间，可借吻合支或交通支相连，称吻合血管。如经常活动或易受压部位，常吻合成动脉网如关节动脉网；在时常改变形态的器官，两动脉可直接吻合成动脉弓如掌浅弓、掌深弓等；脑的动脉之间也可借交通支直接相连，这些吻合起缩短循环时间和调节血流量的作用。静脉与静脉之间常在器官周围或脏器壁内形成静脉丛，以保证在脏器扩大或器官受压时血流通畅。在体内许多部位，小动脉和小静脉之间可借血管支直接相连，形成小动静脉吻合，如指尖、趾端、唇、外耳皮肤、生殖器等处，这种吻合具有缩短循环途径，调节局部血流量和体温的作用。

血管主干在行程中发出侧副管彼此吻合，称侧支吻合。正常状态下侧副管比较细小，血流量较少。但当主干阻塞时，侧副管逐渐增粗，血流可经扩大的侧支到达阻塞部位以下的血管主干，使血管受阻区的血液循环得到不同程度的代偿恢复，这种通过侧支建立的循环称侧支循环或侧副循环，对于保证器官在病理状态下的血液供应有重要意义。

血液由左心室搏出，最后经上、下腔静脉及心冠状窦返回右心房，称体循环（大循环）。血液由右心室搏出，经肺动脉干及其各级分支到达肺泡毛细血管进行气体交换，再经肺静脉回入左心房，这一循环途径称肺循环（小循环）。在神经体液调节下，体循环和肺循环同时进行，血液沿心血管系统循环不息。

心　脏

人体内推动血液循环的器官。可通过有序的节律性收缩和舒张实现泵血功能，推动血液在血管内的循环流动。

◆ 结构

心壁由内向外分为心内膜、心肌膜和心外膜 3 层。①心内膜。被覆在心脏内表面的一层光滑薄膜，与血管内膜相延续。②心肌膜。由心肌细胞构成，包括普通心肌细胞和特殊分化的心肌细胞，此层特别发达，是构成心脏的主要部分。心房的心肌膜较薄，心室的心肌膜较厚，以左心室的心肌膜为最厚。③心外膜。它是心肌外表面的一层薄膜，由结缔组织构成，其表面被覆间皮。

心脏壁内由致密结缔组织构成的支架称为心骨骼。心骨骼包括室间隔膜部、纤维三角和纤维环。心房和心室的心肌分别附着于纤维环的上面和下面，这两部分心肌不直接相连，由特殊心肌细胞组成的心传导系统联系。

◆ 心腔

心房和心室分别被房间隔和室间隔分为左上、左下、右上、右下四个腔，分别为左、右两心房和左、右两心室。右心房位于心脏的右上部，经右房室口与右心室相通。右房室口处有三尖瓣，可防止血液向心房逆流。右心室位于右心房左前下方，其肺动脉口周围有肺动脉瓣，可阻止血液逆流入心室。左心房位于右心房左后方，左心房后部有两个肺静脉口，前下部有左房室口，通向左心室。左心室位于右心室左后方，心室壁较厚，左房室口处有二尖瓣，主动脉口周围有主动脉瓣，均可防止血液逆流。

◆ 心瓣膜

心脏的房室口和动脉口处均存在由内膜折叠而形成的瓣膜。心瓣膜包括二尖瓣、三尖瓣、主动脉瓣和肺动脉瓣。主动脉和肺动脉半月瓣游离缘的中点有小卵圆形的加厚部，称为小结。半月瓣面向动脉的侧面，内含有较多的胶原纤维和弹性纤维，起加强作用，以承受瓣膜关闭时逆流血液的压强。主动脉瓣和肺动脉瓣内通常没有血管，而二尖瓣和三尖瓣内可有小血管，但一般不延伸到瓣膜游离缘。心瓣膜内一般没有淋巴管，也未见神经。

心脏瓣膜

◆ 心传导系统

心传导系统由特殊分化的心肌细胞组成，包括窦房结、房室束、房室结及其分支，其功能是产生并传导冲动，以维持心脏的节律性收缩。

窦房结是心脏节律性活动的起搏点，位于右心房心外膜深部，在正常情况下，窦房结的兴奋通过心房肌传导到左、右心房，使心房肌收缩。窦房结的兴奋也传导至房室交界区，然后通过房室束和左、右束支传导传到浦肯野纤维网，最后兴奋心室肌。浦肯野细胞传导兴奋的速度非常快，加上细胞之间广泛存在的缝隙链接，可使兴奋能迅速传导所有心室肌细胞，使左、右心室及整个心室肌收缩具有良好的同步性。

◆ **心脏的血管、淋巴管**

营养心脏的动脉是左、右冠状动脉，起于主动脉升部。左冠状动脉分布于左心房、左心室前壁、右心室前壁的一部分及室间隔前 2/3 部。右冠状动脉分布于右心房、右心室、室间隔的后 1/3 部和部分左心室后壁。左冠状动脉的供血量一般比右冠状动脉大得多，这同左心负荷大且肌组织丰厚相一致。冠状动脉的分支由心外膜进入心肌膜，在肌纤维间形成丰富的毛细血管网。这些毛细血管汇成心静脉，经冠状窦入右心房。

心脏的淋巴管分三组：较大的淋巴管与血管伴行而分布于心脏外表面的沟中，将淋巴回流到主动脉弓下和气管分支处的淋巴结、心外膜结缔组织内的淋巴管、心肌膜和心内膜淋巴管。心肌膜淋巴管十分丰富。毛细淋巴管起始于心肌纤维周围和心内膜，与心外膜的毛细淋巴管相通。心外膜的淋巴管再汇入心脏表面的淋巴管。

◆ **心脏的神经支配**

心脏受心交感神经和心迷走神经双重支配。心交感神经兴奋增强心脏活动，而心迷走神经兴奋则抑制心脏活动。心交感神经的节前神经元位于脊髓第 1～5 胸段，节后神经元的轴突组成心脏神经丛，支配心脏窦房结、房室结、房室束、心房肌和心室肌。心交感神经节后纤维末梢释放去甲肾上腺素，与心肌细胞膜上的 β1 受体结合，产生正性变时、变力、变传导作用，导致心率加快，心肌收缩力增强，心输出量增加。支配心脏的副交感神经节前纤维行走于迷走神经干中，胞体位于延髓，节后神经纤维主要支配窦房结、心房肌、房室结、房室束及其分支，心室肌也有少量迷走神经纤维支配。心迷走神经节后纤维末梢释放乙酰胆碱，与心肌细胞膜上 M 受体结合，产生负性变时、变力、变传导作用，使心率减慢，心房肌收缩力减弱，心房肌不应期缩短，房室传导速度减慢。

心 腔

心腔是心内部的空腔，被房间隔和室间隔分为互不相通的左、右两半，每半又借房室口分为心房和心室，故心有左心房、左心室、右心房和右心室 4 个腔。

同侧心房和心室借房室口相通。心房接受静脉，心室发出动脉。在房室口和动脉口处有瓣膜，各瓣膜均可顺流而开，逆流而闭，保证血液向一定方向循环流动。

静 脉

静脉是将血液送回心脏的血管。

静脉起于毛细血管末端，小静脉汇成大静脉，最后终止于心房。静脉的数量比动脉多。与伴行的动脉相比较：①管径粗，管腔大；②管壁薄，弹性小。

◆ 特点

静脉的特点有：①腔面有口袋状的静脉瓣，游离缘朝向心脏方向，半月形，成对；防止腔内血液逆流，确保血液向心流动。受运动和重力的影响，四肢静脉的静脉瓣较多，而躯干静脉的静脉瓣较少。②体循环静脉分为浅、深两类。深静脉位于肌肉（骨骼肌）深面，与同名动脉伴行，行程与同名动脉相同，引流范围与伴行动脉的分布范围相似。③吻合丰富。浅静脉在手和足等部位吻合成网；深静脉常环绕容积变动的器官（如膀胱、直肠和子宫等）形成静脉丛，

静脉

使得在器官膨大或受压时，仍能保持静脉回流通畅。浅静脉之间和浅深静脉之间都有丰富的吻合，保证静脉循环畅流。④结构特殊的静脉。门静脉，无静脉瓣，起始端和终端都是毛细血管，体内有肝门静脉和脑垂体门静脉两套。硬脑膜窦，位于颅内，无静脉瓣，无平滑肌，回流脑内静脉血和脑脊液。板障静脉，位于颅骨骨松质内，管壁薄，无瓣膜，借导静脉与颅外的头皮静脉和颅内的硬脑膜窦相连。导静脉也没有静脉瓣，血流通常流向颅外，也可逆流入颅内，故颅内外感染可以互相蔓延。

静脉回流的因素：①静脉瓣是保证静脉血回心的重要结构，顺血流方向开放，逆血流关闭。②心脏舒张时，右心室抽吸右心房和大静脉的血流，促进静脉血回流。③呼吸有助静脉回流。吸气时，胸腔容积增大，胸膜腔负压加大，胸腔内静脉扩张使静脉内压降低，促进静脉血回流。④同名伴行的动脉搏动和骨骼肌收缩有助于静脉血回流。

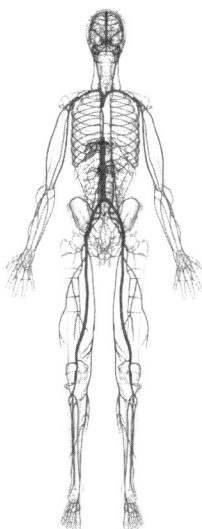

静脉回流受阻可导致组织水肿。

◆ 分类

全身的静脉有肺循环的静脉和体循环的静脉两种。前者为输送由肺脏来的、含氧量高的动脉血并注入左心房的静脉，包括左上、下肺静脉和右上、下肺静脉。后者包括上腔静脉系、下腔静脉系和心静脉系。上腔静脉系由上腔静脉及其属支组成，收集头颈部、上肢和胸部（心和肺除外）等上半身的静脉血；下腔静脉系由下腔静脉及其属支组成，收集腹部、盆部、会阴和下肢等下半身的静脉血。

动 脉

动脉是运送血液离心的管道。

从心室发出后，动脉在行程中不断分支，越分越细，最后移行为毛细血管。动脉管壁较厚，弹性大，管内血流速度快。大动脉管壁弹性纤维较多，心室射血时管壁扩张，心室舒张时管壁回缩，促使血液向前流动。中、小动脉，特别是小动脉中膜平滑肌可在神经体液调节下收缩或舒张以改变管腔大小，从而调控局部血流量和血流阻力。由左心室发出的主动脉及分支运送动脉血，而由右心室发出的肺动脉干及其分支则输送静脉血。离开动脉主干进入器官前的一段分支称为器官外动脉，入器官后则称为器官内动脉。

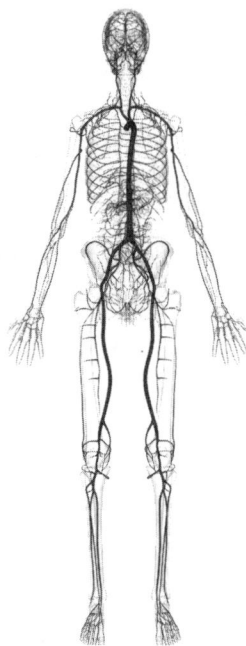

动脉

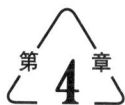

第4章

感觉系统

感觉器是机体内感受各类刺激的装置，包括感受器及其附属结构。

在生物体的长期演化过程中，一些感受器功能逐步特化、完善，并具有复杂的辅助结构，形成感觉器。辅助结构对感觉器官起着保护作用，如视器位于含有眼外肌和眶脂体的骨质眼眶内；听器埋藏在颞骨岩部内。人类感觉器官，在出生后亦随着实践活动获得感知的特殊性。感觉器在发生及功能上都属于神经系统不可分割的一部分，是机体感知世界的最初步器官。

内感受器

内感受器是接受机体内环境改变引起的物理和化学性刺激的感受器。

主要感受体内离子和化合物浓度的变化、渗透压和压力的变化、内脏接收的机械性张力刺激等。内感受器主要分布于内脏和血管壁等部位。如颈动脉窦位于颈总动脉末端的管壁内，电镜下呈椭圆形的神经末梢膨大，为感受血压变化的内感受器。

外感受器

外感受器是感受机体外部环境刺激的感受器,如痛觉、温觉的刺激,触压觉的刺激等。

外感受器主要分布于体表皮肤以及黏膜等处。皮肤内的一些外感受器结构不一,有的为游离的感觉神经末梢,结构较简单;有的为组织包被的囊状神经末梢,如环层小体和触觉小体等。视器和听器亦属于外感受器的范畴,分别接受光和声的刺激。

本体感受器

本体感受器是感受机体运动和平衡变化及肌肉收缩力改变的感受器。

本体感受器主要分布于骨骼肌、肌腱和关节韧带内。这类感受器主要传导本体感觉,比如在闭眼状态下,人仍可感觉到身体各部位所在的位置。肌梭内神经纤维末梢和肌腱内的高尔基肌腱小体是具有代表性的本体感受器,接收肌梭、肌腱的机械性刺激。内耳前庭内的感受器可感知机体运动、静止的位置信息,通常将其列为本体感受器。

内分泌器官

内分泌器官是具有分泌激素功能的独立腺体。属于无管腺。

内分泌器官产生的激素直接进入周围的血管,随血液作用于靶器官。

常见的内分泌器官有垂体、甲状腺、甲状旁腺、肾上腺、松果体和胸腺等。激素水平的相对稳定，对于维持机体正常的生理功能非常重要，激素通过与靶细胞上的受体特异性结合，从而发挥特定的生理调节作用。激素分泌过多或过少都将导致机体功能紊乱。

嗅　器

嗅器是气味感受器。

嗅器位于鼻腔上部，即对应上鼻甲以上及对应鼻中隔上份的嗅黏膜内。此部称嗅区，黏膜呈浅黄色，称为鼻黏膜嗅区，总面积 5 ～ 10 平方厘米。嗅黏膜内含嗅上皮细胞，该细胞起于胚胎时期嗅基板，逐渐分化发育，形成嗅器。

人的嗅黏膜在出生时，约 1 岁前尚未发育完全，10 ～ 30 岁时发育完善，可见组织结构清晰，并具有较强的分泌特性。但在 30 岁以后，特别是老年期，嗅黏膜逐渐出现萎缩性退化。嗅细胞是嗅黏膜内唯一的感受气味刺激的神经元，胞体呈椭圆形，具有终生维持更新的能力。嗅细胞为双极神经元，周围突末端有纤毛，中枢突组成嗅丝，经筛孔入颅前窝，连于嗅球，将感受的气味刺激传递至脑，形成嗅觉。

味　器

味器是味觉感受器。

味蕾是主要的味器装置，主要分布在舌乳头内，如轮廓乳头、菌状乳头和叶状乳头，以前二者内多见。少数味蕾散在于软腭、会厌以及咽喉部的黏膜上皮内。人的味蕾数量有 2000 ~ 3000 个，以轮廓乳头内数量最多，每个轮廓乳头约含 250 个味蕾。人类味蕾在胚胎 7 周左右产生，胚胎 32 周时可见到形态成熟的味蕾，胚胎 9 个月时逐步具备感知味觉的能力。

味蕾形状似花蕾状，呈卵圆形小体，嵌于黏膜上皮内。味蕾的顶端有味孔，与口腔相通；基底部亦有空隙，神经纤维由此穿入。味蕾一般由 50 ~ 150 个梭形细胞聚集而成，一类为 HE 染色着色较浅的明细胞，即感受味觉刺激的味细胞；另一类为染色较深的暗细胞，属于支持细胞。味蕾可感受酸、甜、苦、咸 4 种不同的味觉刺激。舌的不同部位有味觉特异性，舌尖部对甜味敏感，舌尖边缘及舌的两侧缘对咸味敏感，舌侧缘中部对酸味敏感，舌根部则对苦味敏感。味觉障碍患者多为味蕾功能障碍。

视　器

视器是感受光线刺激后产生神经冲动，经视神经传至大脑皮质而产生视觉的器官。又称眼。

视器包括眼球和眼副器两部分。眼球位于眶腔内，眼副器围在眼球周围，可保护、支持并运动眼球。视器是生物个体辨认外部世界的重要器官。

视器由眼动脉提供营养。眼动脉经视神经孔进入眼眶，在视神经管处发出视网膜中央动脉，并在视神经下方进入视神经鞘，前行至视神经盘处分支供应视网膜。此外，睫后短动脉、睫后长动脉和睫前动脉也给视器提供血液供应。睫后短动脉主要营养巩膜后部、脉络膜及视网膜外层，睫后长动脉和睫前动脉主要营养巩膜、虹膜和睫状体。静脉血主要经涡静脉、视网膜中央静脉和睫前静脉回流。涡静脉多数为 4～6 条，在眼外肌之间由小静脉呈涡状汇集而成，收集巩膜、睫状体和脉络膜的静脉血注入眼上静脉或眼下静脉。视网膜中央静脉汇入眼上静脉或海绵窦。睫前静脉收集眼球前份的静脉血注入海绵窦或翼丛。

眼眶和眼球内有丰富的组织间隙。角膜组织间隙吻合连接成淋巴间隙网，引流淋巴。结膜内有淋巴管分布，并与角膜边缘处的淋巴管相连通。结膜与眼睑的淋巴管终于腮腺淋巴结、下颌下淋巴结和耳前淋巴结。

视器内分布有感觉神经和运动神经。感觉神经包括视神经和眼神经，前者传导视觉，后者分布于眼球、结膜和泪腺。运动神经主要支配眼球外肌、眼轮匝肌以及眼球内肌和泪腺等，包括动眼神经、滑车神经、展神经等支配眼球外肌；面神经支配眼轮匝肌；副交感纤维分布于瞳孔括约肌和睫状肌及泪腺分泌；交感神经分布于瞳孔开大肌等。

前庭蜗器

前庭蜗器是位于前庭和耳蜗内能够感受声波刺激和位置变化刺激的感受器装置。又称耳。

前庭蜗器包括两部分，即前庭器和蜗器。前庭器可感受头部位置变动、躯体位置变动以及重力和运动速度变化所产生的刺激，经前庭神经传入脑，引起空间位置觉，从而引起眼外肌及随意肌的相应反射，从而维持身体平衡。蜗器主要感受声波的刺激，经蜗神经传入脑，产生听觉。前庭蜗器根据部位分为外耳、中耳和内耳 3 部分。外耳和中耳主要负责收纳和传导声波，内耳感受平衡觉和听觉。

第5章
神经系统

神经系统是人体内结构和功能最复杂的调控系统。主要由神经组织构成，具有主导、调控人体各种功能活动的作用。

◆ **分类**

神经系统在结构和功能上为一整体，为叙述方便，将其分为中枢神经系统和周围神经系统。中枢神经系统包括位于颅腔内的脑和位于椎管内的脊髓。周围神经系统指连于脑和脊髓的脑神经和脊神经；脊神经又可分为颈神经、胸神经、腰神经、骶神经和尾神经。依据其分布对象的不同，可将周围神经分为躯体神经和内脏神经；躯体神经分布于体表、黏膜、骨、关节和骨骼肌，内脏神经分布于内脏、心血管、腺体和平滑肌。依据其功能的不同，又可分为运动神经（传出神经）和感觉神经（传入神经）。

◆ **组成**

神经系统的基本构成成分为神经组织，神经组织主要由神经细胞即神经元和神经胶质细胞组成。

神经元是神经系统结构和功能的基本单位，具有感受刺激和传导神经冲动的功能。神经元的大小形态差异较大，可分为胞体和突起两部分，突起按形态构造和功能又可分为树突和轴突。依据突起的数目可将神经元分为假单极、双极和多极神经元。基于神经元功能和联系的不同可分为感觉神经元、运动神经元和中间神经元。

根据分布部位的不同，可将神经胶质细胞分为中枢神经胶质细胞和周围神经胶质细胞。中枢神经胶质细胞包括星形胶质细胞、少突胶质细胞、小胶质细胞和室管膜细胞等。周围神经胶质细胞包括施万细胞和卫星细胞等。

◆ 功能

人体内各器官系统在神经系统的协调控制下，完成统一的生理功能。神经系统将感受到的各种内环境和外环境的刺激信息转换为生物电信号，传递到脊髓和脑的各级中枢进行整合，进而通过神经控制来协调机体各器官系统的功能活动，使人体成为一个有机的整体，适应内外环境的变化，以维持机体与内外环境的协调和稳定，保证生命活动的正常进行。

在漫长的进化过程中，神经系统种系由分散的简单形式向集中的复杂形式发展，可分为网状神经系、链状神经系和管状神经系 3 个阶段。管状神经系的神经管头端膨大形成脑泡，分化为脑的各个部分，随着脊椎动物的进化，皮质发育速度远超脑的其他部分。因人类生产劳动、语言交流和社会生活的需求使人脑得到了高度的发展，形成了与语言、思维、学习记忆、意识活动等高级功能相关的脑区，不仅能被动地适应环境变化，更能主动地认识和预测内外环境的变化。

脑

脑是中枢神经系统位于颅腔内的部分，由胚胎期神经管的前端发育而成。由末脑（延髓）、后脑（脑桥和小脑）、中脑、间脑和端脑5个部分构成。其中，后脑和延髓合称为菱脑，端脑和间脑合称为前脑。一般又将延髓、脑桥和中脑合称为脑干。菱脑和端脑的内部中央管扩大，形成脑室。

脑 干

尾端在枕骨大孔处与脊髓相连，向吻侧与间脑相连，是大脑、小脑与脊髓之间联系的干道。脑干内还有许多重要的生命中枢，如心血管运动中枢、呼吸中枢等。

延髓是脑与脊髓之间的过渡部分，上粗下细，呈倒圆锥形，俯卧在颅底的斜坡上。其腹侧面吻侧以横行的延髓脑桥沟与脑桥分界；背侧面的上半部参加第四脑室底的构成。

脑桥是腹侧面为宽阔膨隆的基底部，基底部向外逐渐变窄，移行为小脑中脚行向背侧进入小脑。脑桥的背面形成菱形窝的上半部，与延髓上半部的背面共同构成第四脑室底。

菱形窝是第四脑室底，由延髓上半部的背面和脑桥的背面共同构成，两者以横行的髓纹为界。

第四脑室是位于延髓、脑桥与小脑之间的中央管扩大而形成的空腔，向上通中脑水管，向下与脊髓中央管相续，有脑脊液在其中循环。

中脑是腹侧面上界是视束，下界为脑桥上缘。腹侧面的两侧各形成一个粗大的柱状隆起，称大脑脚。中脑的背侧部形成顶盖，形成两对圆形隆起，即一对上丘和一对下丘，它们合称为四叠体。中脑部分的中央管也较粗称为中脑水管，上续第三脑室，下接第四脑室。环绕于管的周围的灰质层称为导水管周围灰质。

脑干网状结构是进化上比较古老的结构。在形态上，网状结构具有多突触的特征；在联系上，它与中枢神经系统各部位均有直接或间接的联系；在功能上，它不但参与躯体运动、躯体感觉以及内脏活动，而且在睡眠、觉醒中也具有重要的调节作用。

小　脑

小脑位于颅后窝内，上面被硬脑膜的小脑幕覆盖。小脑的前面与脑干背面共同围成第四脑室，两侧借 3 对小脑脚与脑干相连。小脑可分为左右小脑半球及中间的蚓部。位于小脑表面的灰质称小脑皮质，白质位于其深部称髓质，埋藏在髓质内的灰质团块称小脑核。

间　脑

间脑位于中脑和端脑之间，包括背侧丘脑、后丘脑、上丘脑、底丘脑和下丘脑。

背侧丘脑即一般所说的丘脑，位于间脑的背侧部，下丘脑的后上方。后丘脑位于（背侧）丘脑后外下方，包括内侧膝状体和外侧膝状体。上丘脑位于（背侧）丘脑的背内侧，胼胝体压部的下方，由松果体、后连合、缰三角和丘脑髓纹组成。底丘脑是（背侧）丘脑向中脑的过渡区域。下丘脑位于（背侧）丘脑的前下方，两者以下丘脑沟为界。

大 脑

大脑是由两侧大脑半球借胼胝体连接而形成的脑组织，是脑的最高级部位。又称端脑。其表面的大脑皮质是机体各种生命活动的最高中枢。大脑皮质深面的白质称为大脑髓质。在半球底部中央的白质中存在较大的灰质核团称基底核，半球内部的空腔为侧脑室。

◆ **大脑半球的表面形态**

左右大脑半球之间有大脑纵裂将之分隔，纵裂的底为胼胝体的背面。大脑与小脑之间的间隙称大脑横裂。高等动物及人类大脑半球表面出现许多隆起的大脑回和凹陷的大脑沟，每侧半球以 3 条较大的大脑沟（外侧沟、中央沟、顶枕沟）分为 5 个大脑叶：额叶、颞叶、枕叶、顶叶和岛叶。

◆ **大脑半球背外侧面的主要沟回**

中央沟的前方有与其平行的中央前沟，中央沟与中央前沟之间形成中央前回。自中央前沟向前方的额叶外侧面上有上、下两条平行的额上沟和额下沟，是额上回、额中回和额下回的分界线。在中央沟的后方有与之平行的中央后沟，此沟与中央沟之间为中央后回。在外侧沟下方的颞叶外侧面上有与之平行的颞上沟和颞下沟，分别界定颞上回、颞中回和颞下回。

◆ **大脑半球内侧面的主要沟回**

中央旁小叶是大脑半球背外侧面的中央前、后回向内侧面的延续。

距状沟与顶枕沟之间的部分称楔叶；距状沟下方的部分为舌回。另外，大脑半球内侧面上、胼胝体背缘处有胼胝体沟，此沟绕过胼胝体的后端向前下方移行于脑底面的海马沟。在胼胝体沟上方并与之平行的是扣带沟，扣带沟与胼胝体沟之间的脑回为扣带回。

◆ 大脑半球底面的主要沟回

大脑半球底面可见额叶、颞叶和枕叶。额叶底面在前方有纵行的嗅束，其前端膨大为嗅球。在颞叶底面，海马沟的外方有与之平行的侧副沟，两者之间的脑回称海马旁回，其前端弯曲称为（海马回）钩。海马沟上方有齿状回。由齿状回向内方的脑表面翻入侧脑室内构成侧脑室下角底部，形成隆凸的海马。

此外，根据进化和功能的区分，人们将半球内侧面胼胝体周围和侧脑室下角底壁周围的弧形部分称为边缘叶。它们包括隔区、扣带回、海马旁回、海马和齿状回等。将边缘叶和有关的皮质下结构（杏仁体、下丘脑、上丘脑、丘脑前核和中脑被盖等）合称为边缘系。边缘系和嗅觉与内脏活动有密切关系，并参与个体生成和种族繁衍功能（如觅食、防御、攻击、情绪反应和生殖行为等），海马还与学习记忆有关。

◆ 基底核

位于大脑半球白质的中央靠近脑底处的较大的神经核簇，传统的记载认为基底核包括尾状核、豆状核，并将豆状核外方的屏状核和与尾状核在发生上有联系的杏仁复合体也并述于基底核中。但随着对基底核的认识不断深入，从机能上划分基底核簇早已超越了此4核的范围。除尾状核体暴露在侧脑室中央部底面之外，基底核的其余部分都埋在白质内。

◆ 大脑半球的白质

又称大脑髓质，由大量有髓神经纤维纵横交错而组成，肉眼上呈白色。这些纤维联系于皮质各部之间及皮质与皮质下结构之间，根据其行径和所联系的部位，构成白质的纤维可分为联络纤维、连合纤维和投射纤维 3 类。

内囊是由很多纤维束集中通过于狭窄区域而形成的致密白质纤维板，位于尾状核、（背侧）丘脑与豆状核之间。在水平切面上，内囊全形呈向外开放的＜形，可分为前肢、膝和后肢 3 部。由于内囊中有许多上、下行纤维束通过，故内囊损伤常导致严重的神经机能障碍，出现"三偏综合征"，即对侧半身躯体感觉丧失、对侧肢体偏瘫和对侧视野偏盲。

◆ 侧脑室

为大脑半球内的空腔，两侧侧脑室通过室间孔和第三脑室交通。

◆ 脑被膜和脑血管

脑的表面包有 3 层由结缔组织构成的被膜（硬膜、蛛网膜和软膜）。最外层为硬膜，最厚；软膜在最内层，紧附于脑和脊髓的表面；二者之间为半透明的蛛网膜。脑被膜具有支持、保护和营养脑的作用。

脑的血液供应非常丰富，由颈内动脉和椎动脉两个系统供血。颈内动脉供给大脑半球的前 2/3、间脑吻侧 2/3；椎动脉供应半球的后 1/3（包括颞叶的一部分和枕叶）、间脑尾侧 1/3、小脑和脑干。脑内的静脉血分别就近注入各硬脑膜静脉窦，最后汇合到两侧横窦、乙状窦，流入颈内静脉。

脑 室

脑室是大脑、脑干与小脑内的一系列相互连通的空腔和管道结构。

脑室包括左右侧脑室、第三脑室、大脑水管和第四脑室。两侧的侧脑室在靠近嘴侧底部分别通过左右室间孔与第三脑室相通，第三脑室是位于丘脑和下丘脑左右两部分之间的一个中线狭窄腔隙，第三脑室的尾侧经大脑水管与第四脑室相通，大脑水管是行经中脑全长的窄管。第四脑室是位于脑干和小脑之间的宽帐篷型腔隙，经正中孔与外侧孔通蛛网膜下腔，其尾侧连于脊髓中央管。脑室内壁衬以室管膜上皮，室内有脉络丛，分泌脑脊液，充满脑室系统，并流向蛛网膜下腔。脑室起源于胚胎期神经管的中央腔，随脑泡发育生长。

侧脑室

侧脑室是大脑半球的内腔。

侧脑室内的空腔结构，其形状与大脑形状类似，位于脑叶内，呈马蹄形或 C 形，其形状是大脑半球额、顶和枕区发育扩展使颞叶向前下方伸展的结果，位于侧脑室壁的尾状核和穹隆形状相似，尾状核的尾部以 C 形围绕丘脑，而穹隆向前止于室间孔的前方。侧脑室内腔大小因人而异，腔内充满脑脊液。侧脑室通常分为中央部、前角、后角和下角。

中央部位于额叶和顶叶内，从室间孔延伸至胼胝体压部，透明隔将两侧的侧脑室分开，在其下缘为穹隆。侧脑室中央部在冠状面上呈一个扁的三角形，室壁向内凸起，下方为丘脑，上方由尾状核构成，下界及内侧壁由穹隆构成。丘脑与尾状核之间以一条沟为界，沟内有终纹和丘纹静脉。脉络膜裂将穹隆与丘脑分开。脉络丛封闭脉络膜裂，并覆盖丘脑和部分穹隆。侧脑室中央部在后面变宽，与后角和下角在侧副三角处相连。

前（额）角位于颞叶内，向前至内囊膝的后面和胼胝体的嘴部，而其顶部由胼胝体的前部构成。两侧侧脑室体部由透明隔分开，透明隔从胼胝体压部向前伸展至室间孔，透明隔的下界为穹隆。前角向后延伸至侧脑室孔，在冠状面上近似于扁平的三角形，尾状核的圆形头部构成侧脑室外侧壁和底。

后（枕）角是中央部后部向后的延续，呈弯曲状，位于枕叶内，其冠状面通常呈菱形或正方形，而且两边常不对称。后角的顶和外侧壁为胼胝体毯，毯的外面为视辐射。胼胝体压部的纤维在内侧穿过，并在后角的内侧壁上部产生一个圆形的隆起，其下方的另一隆起为禽距，与距状沟前部的深折叠皮层相对应。

下（颞）角是侧脑室最大的部分，向前伸展入颞叶。下角绕丘脑后方，先向下和后外侧穿行，然后向前弯曲止于颞极约 2.5 厘米的海马旁回和海马旁回钩的附近，在半球表面的相对位置对应颞上沟。下角的顶主要由胼胝体毯和丘脑下缘构成，在毯的浅面，内侧有尾状核尾和终纹通过，止于杏仁核，外侧有视辐射包绕。下角的底部由中间的海马和侧面的侧副隆起构成。脉络膜裂的下部位于伞和在下角顶部内的终纹之间。脉络丛填充此裂，并覆盖于海马的表面。

第三脑室

第三脑室是间脑内位于中线呈矢状位的狭窄腔隙。由原始的前脑泡发育而来。

第三脑室的形状多不规则，居侧脑室下方，其外侧壁上部为背侧丘脑的前 2/3，下部前方为下丘脑，后方为底丘脑。第三脑室的前界为终板和前连合，后界为松果体、后连合和大脑水管上口。下丘脑沟由室间孔延至大脑水管上口，是间脑背侧部（背侧丘脑和上丘脑）与腹侧部（下丘脑和底丘脑）的分界线。第三脑室的顶由穹隆、海马连合、脉络丛组织、大脑内静脉、脉络膜后内动脉和脉络丛组成，实际上是侧脑室的底。在前部相当于侧脑室体部的水平为穹隆体，后部相当于侧脑室三角部水平为海马连合。在穹隆体和海马连合的下方为中髓帆，大脑内静脉在中髓帆的两层脉络组织间进入第三脑室顶的后部，脉络膜后内动脉与大脑内静脉伴行。下层的脉络组织附着在两侧的丘脑髓纹上，并在后方转向下，与松果体相连。在下层的脉络组织的腹侧附有两窄条脉络丛，固定在第三脑室顶上，从室间孔纵行全松果体上隐窝，垂直突入第三脑室顶。

第三脑室的后壁窄小，由松果体上隐窝、僵连合、松果体隐窝、后连合和大脑水管上口组成。第三脑室的外侧壁主要为丘脑，前下部为下丘脑，外侧壁的上界为丘脑髓纹深面的沟。57% 的个体有丘脑间黏合，又称中间块，为两侧背侧丘脑间的灰质团块，其形状和大小存在个体差异。第三脑室的前壁由终板和前连合构成，前壁的上界为由两侧穹隆柱形成的三角隐窝（又称上隐窝）的顶端，其下方为水平穿越中线的前连合，终板从前连合下缘延伸至视交叉，并止于视交叉背侧面，靠近视交叉前后缘的中点。视交叉的后半部与后缘都突入第三脑室，形成视隐窝。在第三脑室前壁与顶相连处有室间孔。第三脑室底的前部为下丘脑结构，后部为中脑结构。第三脑室底前部较低，后部较高，从前向后依次为视交叉、漏斗、灰结节、乳头体、后穿质和中脑被盖。在视交叉后方，伸入漏斗的腔隙为漏斗隐窝，呈漏斗状，内含垂体柄。乳头体将第三脑室底分为两部，前部位于灰结节与乳头体之间，称前乳头隐窝；后部位于乳头体与后穿质之间，称为乳头隐窝。

第四脑室

第四脑室是位于脑干和小脑之间的腔隙。有一个帐篷一样的顶和菱形的底，底为菱形窝。

第四脑室向上连接大脑水管、向下与脊髓的中央管相连。在矢状面上，第四脑室呈三角形轮廓，似帐篷顶的尖突入小脑内。第四脑室的最宽处是在脑桥与延髓结合处水平，外侧隐窝在后者处从两边向脑干的外缘延伸。第四脑室的外侧孔在脑桥小脑角的蛛网膜下隙形成隐窝，而且脑脊液经此流向脑桥池。外侧隐窝有时可能处于封闭状态。

第四脑室的底部为菱形窝，位于脑桥和延髓上部的背面，其深层容纳大量的灰质，并包含重要的神经核，一些神经核的精确位置可以从表面的特征来辨别。第四脑室底的上部呈三角形，侧面以小脑上脚为界，后者向大脑水管汇聚，其后限称为闩。

第四脑室底的下部也呈三角形，下方以薄束和楔束结节为界，上方以分叉的小脑下脚为界。纵向的正中沟将第四脑室的底分成左右两部分，每一部分被通常不太清晰的界沟划分成内侧的内侧隆起和外侧的前庭区，前庭神经核就位于前庭区的深面。

在第四脑室底的上部内，内侧隆起为面神经丘，面神经丘是一个细小的隆起，其深面是面神经核发出纤维而形成的潜在的膝，并覆盖展神经核。在面神经丘和前庭区质检，界沟变宽，形成一个小凹，称为上凹。在其上方，界沟组成第四脑室底的侧边界。在这里有一个呈蓝灰色色素沉着小区，称为蓝斑。在面神经丘的下方，外侧隐窝水平，髓纹穿过第四脑室底进入正中沟。

在第四脑室底下部区域，内侧隆起处为舌下神经三角，其深面为舌下神经核。在外侧，界沟变宽形成一个模糊的下凹。舌下神经三角和前庭区之间是迷走神经三角，其深面为迷走神经背核。分隔索为一条窄的半透明脊，将最后区与薄束结节分开，分隔索和最后区都被增厚的室管膜覆盖，血－脑屏障在这两处作用减弱。

第四脑室的顶由上髓帆和下髓帆构成。薄薄的上髓帆在汇聚的小脑上脚之间延伸穿过第四脑室，与小脑白质相连，背侧被小脑上蚓覆盖。下髓帆结构相对复杂，主要为缺乏神经组织的薄层结构，由脑室室管膜和脉络组织的软膜构成。第四脑室顶部有一个大的正中孔，与后髓帆相通，位于小脑小结的正下方。脑脊液从第四脑室经过此孔流入小脑延髓池。

脊髓灰质

脊髓灰质是由脊髓内部的神经元胞体及神经毡构成的，横断面观呈H形或蝶形的结构。围绕在中央管周围，纵贯脊髓全长，主要含神经元胞体、树突、轴突始段及神经胶质，血管也较丰富，活体呈灰红色。

脊髓灰质在横切面上排列呈 H 形或蝴蝶形，灰质的两侧部向前、向后扩展，向前扩展的部分膨大为前角，向后延伸的部分狭细称后角。前、后角之间的部分为中间带。在脊髓胸段和上腰段（第 1 胸髓节段～第 3 腰髓节段），中间带向外突出形成侧角。脊髓灰质为连续结构，故整体上前角、后角、侧角所在区域分别形成前柱、后柱和侧柱。连接左、右两侧灰质的中间部分，称为灰质连合，其中心有中央管穿过。位于中央管前方的灰质连合为灰质前连合，位于中央管后方的为灰质后连合。脊髓前角躯体运动神经元发出纤维经脊神经支配躯干四肢骨骼肌，中间带（含侧角）内脏运动神经元发出纤维管理内脏运动，后角和中间带神经元接受经脊神经传入的躯体和内脏感觉冲动。

脊髓灰质内的神经元多为多极神经元，但在大小、轴突和树突长度及排列上均有差异。多数神经元分为高尔基 I 型和 II 型，前者轴突可伸出灰质到达前根或加入脊髓纤维束，后者的大部分轴突和树突局限于灰质周围。脊髓灰质内的神经元胞体呈分层排列的板层结构模式。

前　角

前角是在脊髓的横切面，灰质向前突起形成的结构。主要含运动神经元和中间神经元。

前角由 α 和 γ 运动神经元及多种中间神经元构成。前角神经元大小各异。大型的细胞为 α 运动神经元，直径范围 25 ～ 100 微米，其轴突经前根支配骨骼肌梭外肌纤维，主要传递运动信号，引起肌肉收缩，完成随意运动。小型神经元直径 15 ～ 25 微米，部分为 γ 运动神经元，发出小直径传出纤维支配骨骼肌梭内肌纤维，维持肌张力和调节腱反射；其余的多为中间神经元。其中，闰绍细胞位于脊髓前角腹内侧部，接受 α 运动神经元轴突返支的信号，发出轴突又终止于发出返支的同一 α 运动神经元，形成抑制性负反馈坏路，从而保证随意运动的稳定性和准确性。

前角中支配不同肌群的运动神经元聚集形成不同的核群，大致可分为内侧核群和外侧核群。①内侧核群发出纤维经脊神经前根至脊神经，支配躯干的固有肌。②外侧核群发出纤维经脊神经前根至脊神经，支配身体其余部分的肌。

此外，在脊髓的个别节段，前角内还可见到下列核群。副神经核位于颈髓 1 ～ 5 节段前角腹侧缘中间或中央，构成副神经核脊髓部，发纤维经脊神经前、后根之间出脊髓，参与构成副神经，支配斜方肌和胸锁乳突肌。膈神经核位于颈髓 3 ～ 5 节段前角内侧群的最内侧部，发纤维经膈神经支配膈肌。奥奴弗罗维奇核为位于骶髓 1 ～ 2 节段前角腹外侧的细胞群，发纤维支配会阴横纹肌。

前角运动神经元被认为是躯体运动系的最后公路，既接受来自躯干四肢皮肤、肌和关节等外周的传入信息，也接受从大脑皮层、基底神经节、小脑、脑干等高位中枢下传的运动信号。这些信号会聚整合经运动神经元传出至骨骼肌，调节身体姿势和躯干四肢随意运动。前角运动神经元损伤时，其所支配的骨骼肌由于失去神经冲动，从而出现肌张力低下、代谢障碍、肌萎缩、随意运动障碍，所有反射均消失，造成相应肌的弛缓性瘫痪（软瘫）。

中间带

中间带是位于脊髓前、后角之间的灰质。

在胸髓和上腰髓（第 1～3 腰髓节段），中间带的灰质向外侧突出形成纵行的柱形结构称侧柱，横切面上表现为向外突出的三角形区即侧角。中间带多由中、小型的神经元组成。细胞集结成群形成中间带外侧核、骶副交感核、中间带内侧核等主要结构。中间带的主要功能是参与内脏活动调控。

中间带外侧核为一般内脏运动核，位于第 1 胸髓至第 2 腰髓（或第 3 腰髓）节段中间带外侧部的尖端（侧角），多为中等大小多极神经元，是交感神经节前神经元胞体所在部位（交感低级中枢）。这些神经元源于胚胎期脊髓中央管背外侧，并向外侧迁移形成中间带外侧细胞柱。其轴突经脊神经前根进入脊神经，再经白交通支到交感干，至交感神经节（椎旁节和椎前节）换元后分布于心血管、内脏和腺体。

骶副交感核为一般内脏运动核。此细胞群较为分散，横切面上不形成明显向外突出的侧角。骶副交感核是副交感神经节前神经元胞体所在部位（属副交感低级中枢），发出纤维组成盆内脏神经，加入盆丛，经壁内或器官旁副交感神经节换元后分布于结肠左曲以下的消化管和盆腔器官。

中间带内侧核为一般内脏感觉核，多由小型及中等大小的圆形或三角形神经元组成。中间带内侧核为内脏感觉信息的中继核，接受后根传入的内脏感觉纤维，发出纤维到内脏运动神经元，并上行至脑，参与内脏反射及内脏感觉传递。

当病变侵袭中间带时，可出现相应的内脏神经功能紊乱表现，如霍纳综合征以及血管运动和泌汗、皮肤竖毛反射、膀胱排尿反射、直肠排便反射、性功能障碍等。

后 角

后角是横切面上脊髓灰质向后突出的部分。

横切面上可见后角自后向前分为后角尖、胶状质、后角头、后角颈和后角基部。后角基部连接中间带；颈部较细，位于后角的中部；后角头在背侧，较膨大；胶状质呈新月形，冠于后角头的后方；后角尖为一薄的弧形区，位于胶状质背侧，位居后角的表面，与脊髓表面之间隔以背外侧束。

后角是主要的初级传入纤维终止区，也接受来自脑的某些下行纤维束及脊髓灰质本身发出的短纤维。后角内含感觉神经元和中间神经元。神经元形态、大小不一。其中，形态和功能相似的细胞形成界限比较分明的核群，主要有后角边缘核、胶状质、后角固有核、胸核、脊髓网状核等。

后角边缘核，呈弧形，与白质相邻，内有粗细不等的纤维穿过，呈海绵状，故又称海绵带。后角边缘核纵贯脊髓全长，但在腰骶髓细胞最多，胸髓最少，内含大、中、小型神经元。此核发出纤维参与组成脊髓丘脑束。

胶状质几乎不含有髓纤维，髓鞘染色法不着色。胶状质接受传导伤害性和温度刺激的后根纤维，其内小神经元的轴突参与形成背外侧束，此层对痛觉信息起调节作用。

后角固有核由中等梭形细胞和少数大多角细胞组成，发出纤维参与组成脊髓丘脑束，传递痛觉、温觉、粗触觉及压觉信息。

胸核又称背核，由大型多极或圆形细胞组成，发出纤维组成脊髓小脑后束，参与非意识性本体感觉的传导。

脊髓网状核由小型和中型细胞构成。发出纤维组成脊颈丘脑束，参与触觉和痛觉传递。

当后角损伤时，可出现同侧肢体节段性感觉障碍，表现为痛觉、温觉消失，触觉迟钝或存在；也可因病变刺激神经元而出现相应节段的躯体疼痛（束带样痛或条带样痛）。因后角神经元是部分脊髓反射弧中的中间神经元，后角病变时可致反射减弱或消失，如屈曲反射。

脊髓白质

脊髓白质是围绕在脊髓灰质周围的结构，主要由神经纤维、神经胶质及血管组成。

由于神经纤维中有大量的有髓纤维，富含色泽白亮的鞘磷脂，且血管较灰质少，因而在新鲜标本上呈现乳白色，故称为白质。借脊髓表面的几条纵沟，可将白质分为 3 个索，前索位于左右两侧前外侧沟之间，外侧索位于前、后外侧沟之间，后索则位于左右两侧后外侧沟之间。脊髓白质包括经脊神经后根进入的传入纤维、从脊髓躯体和内脏运动神经元发出的传出纤维、长上行纤维、长下行纤维及联系脊髓节段间的脊髓固有纤维。其中，起止、行程和功能基本相同的神经纤维集聚成特定的纤维束，各纤维束均走行于白质的 3 个索内。

前　索

前索是位于两侧前外侧沟之间的白质。属于脊髓白质。

前索由密集的有髓纤维组成，向背侧与白质前连合相续，背外侧邻近灰质前角。前索内含下行纤维束和上行纤维束。下行纤维束包括皮质脊髓前束、顶盖脊髓束、内侧纵束、前庭脊髓束、中介脊髓束、网状脊髓内侧束、脊髓前固有束等。上行纤维束主要为脊髓丘脑前束。

后　索

后索是位于两侧后外侧沟之间的白质。属于脊髓白质。

后索由密集的有髓纤维组成。内含脊髓固有束和两个大的上行纤维束，即薄束和楔束。两束之间隔以后中间隔。后索含大量的有髓纤维，将本体感觉（位置觉和运动觉）、外感觉（触—压觉）和振动觉上传至高级中枢。这些纤维形成以下几个系统：经脊神经后根进入脊髓的长初级传入纤维，由内向外依次为骶、腰、胸、颈段的后根纤维，直接上行至延髓的薄束核和楔束核；短的初级传入纤维，投射至胸核和其他脊髓神经元；脊髓内二级神经元发出的轴突，上行至薄束核和楔束核。此外，后索邻近脊髓灰质处有脊髓后固有束。

外侧索

外侧索是前外侧沟与后外侧沟之间的白质。属于脊髓白质。

外侧索是由密集的有髓纤维组成的白质。内含上、下行纤维束和脊髓固有束。上行纤维束主要有位于外侧索前部的脊髓丘脑侧束、位于外侧索周边部的脊髓小脑后束和脊髓小脑前束、脊髓网状外侧束等。下行纤维束包括位于外侧索后部的皮质脊髓侧束及其腹侧的红核脊髓束、网状脊髓外侧束等。外侧索邻近脊髓灰质的部分有脊髓外侧固有束。

端脑分叶

端脑分叶是大脑半球内 3 条恒定的沟（即外侧沟、中央沟和顶枕沟）将每侧大脑半球分成的 5 个叶，分别为额叶、顶叶、颞叶、枕叶及岛叶。

额叶位于大脑半球的前部，为外侧沟上方和中央沟以前的部分。在额叶前方，有与之平行的中央前沟。自中央前沟的额叶部分有上、下两条向前水平走行的沟，为额上沟和额下沟。由上述 3 个沟将额叶分成 4 个脑回：中央前回位于中央沟和中央前沟之间；额上回位于额上沟的上方，沿半球上缘并转至半球内侧面；额中回位于额上、下沟之间；额下回位于额下沟和外侧沟之间，此回后部被外侧沟的前支和升支分为 3 部，由前向后分别为眶部、三角部和岛盖部。额叶主要与运动功能、精神活动及嗅觉等有关。

顶叶位于大脑半球的中部，前界为中央沟，后界为顶枕线（顶枕沟上端与枕前切迹的连线），下界为外侧沟及其延长线的区域。在中央沟后方，有与之平行的中央后沟，此沟与中央沟之间为中央后回。在中央后沟后方有一条与半球上缘平行的顶内沟，其上、下分别为顶上小叶和顶下小叶。顶下小叶又分为包绕外侧沟后端的缘上回和围绕颞上沟末端的角回。顶叶主要与感觉和文字理解功能有关。

颞叶位于大脑半球的下 1/3 部，上方以外侧沟及外侧沟末端至顶枕线中点的连线与额、顶叶为界，后方以顶枕线与枕叶分界。在外侧沟下方，其外侧面借两条沟分为 3 个平行的脑回。颞上沟和颞下沟分别与外侧沟相平行，在颞上沟的上方为颞上回，颞上沟与颞下沟之间为颞中回，颞下沟的下方为颞下回。在颞叶上缘，自颞上回转入外侧沟内有两三条自上外向下内的短而横行的脑回，称颞横回。颞叶主要与听觉、语言理解和记忆等功能有关。

枕叶位于大脑半球后部的较小区域，枕前切迹至顶枕裂连线（顶枕线）以后的部分。枕叶主要与视觉功能有关。

岛叶又称"脑岛"，深藏于大脑外侧沟底的锥形区，尖端向下，靠近前穿质，周围有环状沟。脑岛完全被生长迅速的额、顶、颞叶皮质所遮盖，故将覆盖脑岛的脑区统称为岛盖，包括额顶叶岛盖和颞叶岛盖。

大脑皮质功能区

大脑皮质功能区是大脑皮质控制机体各种功能活动的相对定位区。大脑皮质的高度分化使各个机能系统最后在大脑皮质建立最高中枢，且大脑皮质的一定区域与机体各种功能活动具有定位关系，形成皮质的功能区。

大脑皮质功能区可分为感觉区（感觉中枢）、运动区（运动中枢）和联络区（包括语言功能区）。虽然大脑皮质全部或大部都有传入和传出的特点，但通常只把功能上以传出为主、接受为辅的区域称为运动区；

以接受为主、传出为辅的区域称为感觉区；运动区和感觉区周围的皮质称为边周区，各边周区之间的皮质为联络区。联络区具有更广泛更复杂的联系，可将各种单项信息进行综合分析，在情绪、意识、记忆、思维、语言和文字等方面有重要作用。联络区皮质在高等动物中显著增加。

各部皮质的总厚度、各层的分厚度以及细胞的类型和数量、有髓纤维的配布模式等方面存在差异。根据皮质不同部位的构筑特点，结合功能与皮质损伤后的症状，可将其分为若干区。现在人们所广为采用的是布罗德曼分区，将皮质分成 52 区。

大脑髓质

大脑髓质是大脑内大量纤维集成髓质，包括连接两侧大脑半球之间，同侧半球不同脑回之间、脑叶之间以及大脑皮质与脑干和脊髓之间的纤维。

根据其行程和联系将大脑的髓质分为联络纤维、连合纤维、投射纤维 3 类。

联络纤维。联系同一侧半球不同皮质部位的神经纤维，有长短之分。短纤维经脑沟深面连接相邻的脑回，称弓状纤维。长纤维连接同侧半球各叶，主要包括：①上纵束，位于岛叶和豆状核的上方，连接额、顶、枕、颞 4 个叶。②下纵束。沿侧脑室下角和后角外侧壁走行，连接颞、枕两叶。③钩束。勾绕外侧沟底，连接额、颞两叶的前部。④扣带。位于扣带回和海马旁回的深面，连接边缘叶各部。⑤额枕束。连于额叶与枕叶、颞叶之间，又分为额枕上束和额枕下束。

连合纤维。联合两侧大脑半球的纤维，包括连接两侧新皮质的胼胝体、两侧旧皮质之间的前联合、穹隆联合和视上交叉，它向大脑半球各个方向投射至大脑皮质。

投射纤维。联系大脑皮质和皮质下结构的上、下行纤维。包括皮质离心纤维和皮质向心纤维，这些纤维大部分通过内囊。大脑皮质各部的投射纤维在纹状体周围形成辐射管向下经背侧丘脑、尾状核和豆状核之间出入大脑半球，与内囊相延续。

内脏活动皮质中枢

内脏活动皮质中枢是大脑皮质执行内脏活动功能的核心部分，主要位于新皮质的某些区域以及边缘叶。

既往研究表明，大脑皮质不仅调节和控制躯体运动和躯体感觉，而且参与对内脏的运动和感觉的功能调节和控制。在中枢神经系统的不同水平，如脊髓、脑干和下丘脑，对内脏神经的活动有不同的调节功能。下丘脑是内脏神经活动的最重要的汇聚和整合站，但下丘脑又是在大脑皮质的控制下进行这种调节的。去皮质动物实验研究表明，下丘脑对情绪的整合调节一旦失去大脑皮质的控制作用，便可能出现一系列内脏神经性和躯体神经性活动相对亢进的情绪反应，如心率加快、血压升高、瞳孔扩大、竖毛出汗等乃至弓背、咆哮等所谓假怒现象。由此可见大脑皮质对内脏神经活动具有明显的抑制作用。按照进化程度的不同，大脑皮质分为古皮质、旧皮质和新皮质3种不同结构，且都与内脏神经的功能调节相关。

◆ 新皮质

实验动物研究表明，电刺激新皮质的某些区域，除引起躯体运动等反应以外，也可导致内脏器官功能活动的变化。电刺激大脑半球外侧面皮质4区，不仅会引起骨骼肌的收缩，还可产生呼吸、血管运动和血压上升等变化；刺激4区的最下部及岛叶等区域的皮质，会产生直肠和膀胱运动的变化。电刺激皮质6区，可致竖毛与出汗，并伴有上、下肢血管的舒缩反应；并且上肢血管反应的区域与上肢躯体运动代表区相应，下肢血管反应区域与下肢躯体运动代表区相应。电刺激44区，可引起颜面部出汗及流涎。电刺激8区和19区，除引起眼外肌的运动外，也影响眼内肌的活动及瞳孔反应，有时甚至引起流泪反应。对人类大脑皮质的研究表明，新皮质与内脏活动有关，人脑也有类似躯体的内脏神经功能代表区，而且区域分布和躯体运动代表区的分布有一致的地方；但是这种内脏运动的中枢，不像躯体运动中枢排列的那样精确。

◆ 边缘叶

边缘叶是哺乳动物脑发展进化过程中相对恒定的部分，主要包括扣带回、扣带回峡、海马旁回、海马旁回钩和海马结构等。边缘叶的区分不同于其他脑叶，不以脑沟为界，而以脑的进化程度和功能为基础，因此所占区域广泛。其包括古皮质（海马和齿状回）、旧皮质（梨状区）和新皮质中发展较滞后的中间皮质（海马旁回后部和扣带回等）。边缘叶与其他一些与其皮质结构相似的区域（如额叶眶回后部、岛叶前部和颞极），以及在功能和联系上比较密切的一些皮质下结构（如隔核、杏仁复合体、下丘脑、上丘脑、底丘脑、丘脑前核、基底前脑以及中脑导水管周围灰质、中脑被盖内侧区等）包括在一起，统称为边缘系统。由于边缘系统与内脏活动和情绪反应具有密切的联系，故也被称为"内脏脑"。研究表明，边缘系统虽然和内脏活动有密切的关系，但其功能是多方面的，对机体的内脏活动、内分泌、代谢和躯体运动都有调节作用，远远不能仅用"内脏"来加以概括。有人根据动物实验结果，从生物学意义上进行分析，将边缘系统的功能归纳为两类：由前脑内侧束上行至杏仁核，进而至边缘皮质额颞区，这一通路与自身保存有关，即与摄取食物有关；由前脑内侧束至隔核，进而至扣带回和海马，这一通路和性功能有关，即与延续种族有关。边缘系统的功能比较复杂。

脑被膜

脑被膜是包裹脑表面的 3 层被膜。脑被膜由外向内分别为硬脑膜、脑蛛网膜和软脑膜。

硬脑膜

脑被膜中最外层膜性结构，为较厚的致密结缔组织膜，由成层排列的胶原纤维束交错编织而成。硬脑膜与硬脊膜的主要区别在于与周围颅骨的关系。硬脑膜衬于颅腔内，坚韧而有光泽，由两层合成，即内层（或称为脑膜层）和外层（或称为骨内膜层）。外层源于颅骨的内骨膜，内层较外层坚厚，两层紧贴在一起，其间有丰富的血管和神经。在引流脑部血液的静脉窦处，两层分开，并包被静脉窦。硬脑膜与颅盖骨连结疏松，易于分离，当硬脑膜血管损伤时，可在硬脑膜与颅骨之间形成硬膜外血肿。由于硬脑膜与颅骨之间存在较紧密的连结，当发生颅脑外伤时，硬脑膜从颅骨骨膜撕脱分离出来需要较大的外力，这通常是由动脉出血形成的高张力血肿造成的。

硬脑膜的内表面与蛛网膜紧密接触，但二者又易于分离，仅在脑静脉进入静脉窦处形成结构的融合。硬脑膜的内层向内返折形成若干板状突起，伸入脑各部之间，形成 4 个隔，将颅腔不完全地分为几个空间，容纳脑的不同部分，以便更好地保护脑。由硬脑膜形成的结构包括大脑镰、小脑幕、小脑镰、鞍膈等结构。

脑蛛网膜

脑蛛网膜是一层很薄的半透明状膜，位于硬脑膜与软脑膜之间，疏松地包绕在脑的周围，跨越脑，被覆于脑的表面，除在两大脑半球之间的大脑纵裂处外，还在脑部其他部位均不进入的沟或裂中。

脑蛛网膜与软脑膜之间的间隙称为蛛网膜下隙，或蛛网膜下腔，其内充满了由脑室脉络丛分泌的脑脊液。脑蛛网膜在脑的基底部变厚，透明度减弱，延伸于颞叶和脑桥之间，从而在脑蛛网膜和软脑膜之间形成一较大空间，形成一个蛛网膜下池。脑蛛网膜易于从硬脑膜上分离下来，仅需很小的外力即可分离。即使相当轻微的脑外伤，亦可引起蛛网膜下腔内的导血管出血形成蛛网膜下血肿。在颈内动脉和椎动脉进入蛛网膜下腔处，脑蛛网膜与血管外膜紧密粘着，并在蛛网膜下腔血管表面返折并包裹血管，最后与软脑膜相续。脑蛛网膜紧贴硬脑膜，在上矢状窦处形成许多绒毛状的突起，突入上矢状窦内，称为蛛网膜颗粒。脑脊液经这些蛛网膜颗粒渗入硬脑膜窦内，回流入静脉。随着年龄的增长，蛛网膜颗粒的结构变得更加复杂，并形成许多分叶，也可以形成钙化。

软脑膜

软脑膜是一层非常精细的透明薄膜，是 3 层脑被膜中最内一层，该膜薄而富含血管、神经，紧贴脑表面，并沿着脑的轮廓进入脑的凹陷处，以及脑裂和脑沟的深面，软脑膜与脑之间被潜在的软脑膜下隙分割开来。

在脑室的一定部位，软脑膜及其血管与该部的室管膜上皮共同构成脉络组织。虽然软脑膜薄而嫩，但其在脑蛛网膜下隙和脑表面之间形成了一个调节性界面，其不仅将脑蛛网膜下隙与软脑膜下隙和血管周隙分割开来，而且软脑膜细胞还表现出吞饮活性。蛛网膜与软脑膜之间有小梁相连，这些小梁呈精细的线状结构或片结构，横跨脑蛛网膜下隙，连于脑蛛网膜深层和软脑膜之间，也附在脑蛛网膜下隙内的大血管上，并在血管表面形成返折。

脊　髓

脊髓为一连续的柱状结构，上端与延髓相续。每一对脊神经根最上根丝与最下根丝之间所连的脊髓为一个脊髓节段，据此将脊髓分为 31 个节段。脊髓包括颈髓、胸髓、腰髓、骶髓和尾髓。

颈　髓

颈髓是脊髓的颈段。颈髓为脊髓的颈段，共有 8 个脊髓节段，介于第 1 颈神经最上根丝与第 8 颈神经最下根丝之间，位于颈段上部椎管内，上端连于延髓，下缘续于胸髓。

第 1～4 颈髓节段呈圆形，灰质量较下段颈髓少，但白质量最多；第 5～8 颈髓节段横径大，因内部进出的神经纤维和神经元数量相对较多而呈梭形膨大，参与构成颈膨大。颈膨大的发生发展与上肢发生有直接关系。颈髓网状结构最为明显，位于后角颈外侧部，由其内的网状核与横向、背腹向和纵向纤维交织而成。

8 节颈髓分别与 8 对颈神经相连。第 1 颈神经经寰椎与枕骨大孔之间出椎管，第 2～7 颈神经则从同序数椎骨上方的椎间孔穿出椎管，第 8 颈神经经第 7 颈椎下方的椎间孔穿出。随着颈神经的分支分布，颈髓可管理颈部、枕区、胸背部和上肢等区域的皮肤感觉及随意运动。

胸　髓

胸髓是脊髓的胸段。介于第 1 胸神经最上根丝与第 12 胸神经最下根丝之间。上缘与颈髓相连，下缘与腰髓相续，位于颈段和胸段的椎管内。

胸髓的横断面积小于颈膨大和腰骶膨大，呈卵圆形，其内灰质含量较少，白质的量相对较多；前、后角均细长，有明显的侧角，内含交感神经节前神经元胞体。胸髓共有 12 个脊髓节段，分别与 12 对胸神经相连。每对胸神经均从同序数椎骨下方的椎间孔穿出椎管。随着胸神经的分支分布，胸髓可管理胸腹壁和腰背部的皮肤、骨骼肌等结构以及头颈胸腹内脏器官的感觉和运动。

腰　髓

腰髓是脊髓的腰段。介于第 1 腰神经最上根丝与第 5 腰神经最下根丝之间。上缘与胸髓相连，下缘与骶髓相续，位于下胸段的椎管内，相当于第 10 ～ 12 胸椎水平。腰髓共有 5 个脊髓节段，横切面近似圆形，其内灰质含量比胸髓增多，但白质的量较少；前角粗大，后角粗短，第 1 ～ 3 腰髓节段常有侧角，内含交感神经节前神经元胞体；第 2 ～ 5 腰髓节段因内部进出的神经纤维和神经元数量相对较多而呈梭形膨大，参与构成腰骶膨大，腰骶膨大的形态特征与下肢发生有直接关系。

5 个腰髓节段分别与 5 对腰神经相连。每对腰神经均从同序数椎骨下方的椎间孔穿出椎管。随着腰神经的分支分布，腰髓可管理腹壁和下肢前内侧的皮肤、骨骼肌等结构以及腹盆部内脏器官的感觉和运动。

骶　髓

骶髓是脊髓的骶段。介于第 1 骶神经最上根丝与第 5 骶神经最下根丝之间，上缘与腰髓相连，下缘与尾髓相续，位于胸、腰段的椎管内，约平第 12 胸椎和第 1 腰椎水平。

骶髓共有 5 个脊髓节段，横切面近四边形，其内灰质含量增多，胶状质面积增大，灰质连合宽厚，白质的量最少，约占灰白质总量的25%；第 2 ～ 4 骶髓节段有骶副交感核，内含副交感神经节前神经元胞体；第 1 ～ 3 骶髓节段则参与构成腰骶膨大。

5 个骶髓节段分别与 5 对骶神经相连。第 1 ～ 4 骶神经通过同序数的骶前、后孔穿出，第 5 骶神经由骶管裂孔穿出。随着骶神经的分支分布，骶髓可管理盆会阴、骶尾区和下肢的皮肤、骨骼肌等结构以及腹盆部内脏器官的感觉和运动。

尾　髓

尾髓是脊髓的尾段。介于尾神经最上根丝与最下根丝之间，上缘与骶髓相连，下缘为脊髓的末端，缩细成圆锥状，称脊髓圆锥。其下端借终丝固定于尾骨。脊髓下端所处位置与性别和年龄有关。成年男性下端约平第 1 腰椎下缘，成年女性和小儿的脊髓下端较低，约平第 2 腰椎下缘，胎儿出生时其下端约平第 3 腰椎下缘。

尾髓横切面小，呈圆形，前、后角很短，白质含量最少。尾髓共有一个脊髓节段，与一对尾神经相连。尾神经由骶管裂孔穿出骶管。随着尾神经的分支分布，尾髓可管理尾骨及骶结节韧带附近结构的皮肤感觉。

脊髓被膜

脊髓被膜是包裹脊髓表面的 3 层被膜的总称。由外向内依次为硬脊膜、脊髓蛛网膜、软脊膜，呈嵌套的管状结构，对脊髓具有保护作用。

脊髓的 3 层被膜分别与脑的同名被膜相延续。脊髓各层被膜之间、硬脊膜与椎管之间存在间隙，由外向内依次为硬膜外隙、硬膜下隙和脊髓蛛网膜下隙。硬脊膜厚而坚韧，由纵行的胶原纤维构成，脊髓蛛网膜薄而透明，呈疏松网状，由纤细的胶原纤维构成，软脊膜紧贴在脊髓表面，富含血管。

硬脊膜

硬脊膜是包裹在脊髓最外侧的被膜。由结缔组织构成，厚而坚韧。

硬脊膜向上附于枕骨大孔边缘，与硬脑膜相延续；向下在第二骶椎水平逐渐变细，包裹终丝；下端与尾骨骨膜混合并附于尾骨。硬脊膜后部在寰枕、寰枢关节的水平附着于项韧带。硬膜外隙在顶端由于硬脊膜与枕骨大孔边缘融合而关闭，在下端由于骶尾韧带使骶裂孔闭合二关闭。硬脊膜与椎管内面骨膜之间的间隙称为硬膜外隙，内含疏松结缔组织、脂肪、淋巴管和静脉丛等。静脉丛包括纵行排列的一系列血管，由周围的静脉环连接。

硬膜外隙及其内含物对脊髓起到很好的保护作用，其内的淋巴管和静脉丛均与胸、腹腔内的淋巴管和静脉血管相通。硬膜外隙略呈负压，有脊神经根通过，故临床上将药物注射到此间隙进行硬膜外麻醉，以阻止脊神经根内的神经传导。由于硬脊膜与脊髓蛛网膜紧密排列在一起，两者之间存在一个潜在的正常间隙，称为硬膜下隙，该间隙不与脊髓蛛网膜下隙相通，并沿脊神经延续一小段距离。硬脊膜在椎间孔处与脊神经的被膜相延续。

脊髓蛛网膜

脊髓蛛网膜是位于硬脊膜与软脊膜之间的一层半透明薄膜。向上与脑蛛网膜相延续，与外层的硬脊膜紧密联系在一起。

脊髓蛛网膜与软脊膜之间有较宽阔的间隙，称为脊髓蛛网膜下隙，两层膜之间有许多结缔组织小梁相连，该间隙向上与脑蛛网膜下隙相通连，其内充满脑脊液。在血管和神经进出脊髓蛛网膜下隙的位置，脊髓蛛网膜在这些结构的表面返折，并在血管和神经的表面形成一层薄而细长的脑膜细胞壁。脊髓蛛网膜下隙的下部，自脊髓下端马尾神经根部至第二骶椎水平处扩大的马尾神经周围的蛛网膜下隙称为终池，内有马尾。由于此间隙较宽阔，且无脊髓，临床上常在第三、第四或第四、第五腰椎间进行腰椎穿刺，以抽取脑脊液或注入药物而不易伤及脊髓。

软脊膜

软脊膜是一层薄而富含血管的薄膜，紧贴脊髓表面，并延伸至脊髓沟裂中，在脊髓下端移行为终丝。

软脊膜在脊髓的两侧，脊神经的前、后根之间形成齿状韧带。该韧带呈齿状，其内侧缘与软脊膜下结缔组织相连，外侧缘形成一系列三角形突起，其尖端附于硬脊膜。通常每侧有 21 个突起。第一个突起经椎动脉的后部附着于硬脊膜，由此动脉将其与第一颈椎前根分离。最后一个齿状韧带位于第十二胸神经与第一腰神经之间，是一个窄的斜带，从脊髓圆锥侧方下行。脊髓借齿状韧带和脊神经根固定于椎管内，并浸泡于脑脊液中，连同硬膜外隙内的脂肪组织和椎管内静脉丛起着弹性垫的作用，使脊髓不易遭受外界震荡而造成损伤。齿状韧带还可作为椎管内手术的标志。

脑动脉

脑动脉是指营养脑的动脉及其分支。

脑是多血供的器官，具有丰富的血液供应和高密度的动脉分支网，这些血管及其近端分支在脑底的蛛网膜下隙内相互毗邻。为维持持续性神经活动的能量需求及脑的高强度代谢活动，供给脑的血容量约占心输出量的 15% 且氧消耗量约占全身氧消耗量的 25%，几分钟的急性脑血供中断可引起永久性的神经损伤。脑的动脉源自双侧的颈内动脉和椎动脉。以顶枕沟为界，大脑半球的前 2/3 和部分间脑由颈内动脉供应，大脑半球后 1/3 及部分间脑、脑干和小脑由椎动脉供应。故可将脑内动脉归纳为颈内动脉系和椎动脉系。此两系动脉在大脑的分支可分为皮质支和中央支。前者营养大脑皮质及其深面的髓质，后者供应基底核、内囊和间脑等。颈内动脉和椎动脉在脑底形成复杂的吻合，称为脑底动脉环，或称 Willis 环，血管自动脉环分出，供应大脑的各个部分。

颈内动脉起自颈总动脉，自颈部向上至颅底，经颞骨岩部的颈动脉管进入颅内，紧贴海绵窦的内侧壁穿海绵窦腔行向前上，至前床突的内侧又向上弯转并传出海绵窦而分支。颈内动脉按其行程可分为 4 部：颈部、岩部、海绵窦部和前床突上部。其中海绵窦部和前床突上部合称为虹吸部，常呈 U 形或 V 形，是动脉硬化的好发部位。颈内动脉在穿出海绵窦处发出眼动脉。颈内动脉及其主要分支主要供应除枕叶以外的前脑。

椎动脉是脑血供的主要来源之一，起自锁骨下动脉第一段，向上穿第六至第一颈椎横突孔，经枕骨大孔进入颅腔，入颅后位于延髓的前外侧，左、右椎动脉逐渐靠拢，在脑桥与延髓交界处合成一条基底动脉，后者沿脑桥腹侧的基底沟上行，至脑桥上缘分为左、右大脑后动脉两大终支。椎动脉及其主要分支，又称椎 - 基动脉系，主要供血于脊髓上段、脑干、小脑、大脑枕叶。此外，还有一些细小分支，分布较广泛。在靠近枕骨大孔处，自椎动脉分出 1 ～ 2 支脑膜支，位于颅后窝的这些分支位于骨与硬脑膜之间，供血于骨、板障和小脑幕。椎动脉的主要分支有脊髓前动脉、脊髓后动脉、小脑下后动脉；基底动脉的主要分支有小脑下前动脉、迷路动脉、脑桥动脉、小脑上动脉、大脑后动脉。

脊髓动脉

脊髓动脉是供应脊髓的动脉系统。

脊髓动脉具有多来源的特点，由颅内椎动脉的分支以及多个极端性动脉发出的根髓动脉在脊髓表面相互吻合，形成 3 条纵行动脉链和软膜动脉网营养脊髓。这些动脉来源主要包括椎动脉、小脑下后动脉，以及起自胸主动脉和腹主动脉的局部血管的分支所供养，颈深动脉、肋间动脉、腰动脉和骶外侧动脉的分支。这些节段性动脉发出脊髓外侧动脉入椎间孔，该动脉除发出分支供血于脊髓及前、后根外，也供应椎骨、骨膜，以及邻近的硬脊膜，供应前、后根的动脉为根动脉，一些根动脉粗大，并穿过脊髓被膜到达脊髓，与脊髓前、后动脉吻合，这些动脉称为根髓动脉。脊髓、脊神经根和脊神经的血供呈纵行和阶段性分布。纵行血管主要有1个脊髓前动脉和2个脊髓后动脉（在通过后根每一侧面时，有时会增加一倍），这些血管起始于颅内的椎动脉，终止于脊髓圆锥周围的动脉从。节段性的脊髓动脉主要位于颈下部、胸下部及腰上部区域的一些根动脉分支，这些节段性动脉的分布范围大致为：①上段颈髓由椎动脉颅内段分出的脊髓前、后动脉供血，下颈段髓由椎动脉颅外段、颈深动脉和颈升动脉等供应。②胸、腰段脊髓自上而下由肋间动脉、腰动脉和髂腰动脉供应。③骶尾段脊髓由骶外侧动脉供应，偶有骶正中动脉甚至闭孔动脉的分支加入。

　　脊髓的营养动脉在脊髓表面共同构成髓周动脉网，该网的组成为：①由脊髓前动脉及前根髓动脉的升、降支在前正中裂吻合成一条前纵行动脉链。②由脊髓后动脉及后根髓动脉的升、降支在脊髓后外侧吻合为成对的后纵行动脉链。③横行围绕脊髓并联系着3条纵行动脉链的软脊膜动脉网。

第 6 章

内脏系统

　　内脏系统是位于胸、腹、盆腔内的由消化、呼吸、泌尿和生殖系统组成的系统的统称。

　　内脏器官包括消化、呼吸、泌尿和生殖 4 个系统器官。其中，消化系统和呼吸系统的器官源于内胚层，承担吸收营养物质、摄取氧气、排出代谢产物和二氧化碳的功能；泌尿和生殖系统的器官源于中胚层，具有产生和排出尿液，产生生殖细胞、繁衍后代、延续种族的功能。根据这些内脏器官特点可分为中空性器官和实质性器官。前者多为管状或囊状，内部有空腔，如消化道（胃、小肠等）和呼吸道（气管、支气管）、泌尿生殖道（输尿管、输卵管等）。后者内部无肉眼可见的空腔，多为腺体，具有分泌功能，表面被覆结缔组织被膜，如肝、胰、肾、生殖腺等。

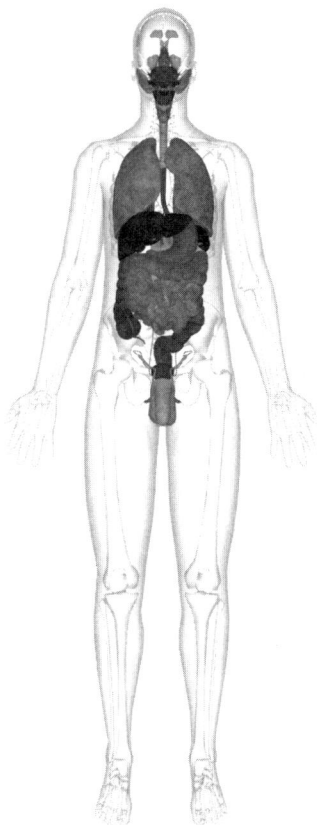

人体内脏

呼吸系统

呼吸系统是与空气进行气体交换的器官系统。由呼吸道和肺两部分组成。呼吸道包括鼻、咽、喉、气管、支气管，用以传送气体。鼻又是嗅觉器官。咽是消化系统和呼吸系统的共同通道。喉又有发音的功能。气管分为左、右支气管，支气管在肺门处分出肺叶支气管，经肺门入肺。以下的分支即属肺的范围。鼻及咽部有骨质为支架，喉以下的呼吸道壁由软骨构成，因此管壁不易塌陷，气体得以畅通。肺由肺叶支气管、肺段支气管、细支气管、呼吸性细支气管、肺泡道、肺泡等构成。临床上将鼻、咽、喉称为上呼吸道，气管以下称下呼吸道。覆在肺表面、胸廓内面及膈上的浆膜称为胸膜，胸膜围成胸膜腔。肺包容在密封的胸廓内，胸廓的机械运动构成呼吸动作。

胸廓运动使空气出入呼吸道，肺毛细血管的血液从外环境吸收氧，向外环境排出二氧化碳，于是来自肺动脉的乏氧血变成富氧血，这个过程称为外呼吸。在肺内吸收了氧气的富氧血从左心泵出，在组织毛细血管内，氧从血液弥散入组织，组织中的二氧化碳进入血液，于是动脉血又变成静脉血，这个过程称为内呼吸。狭义的"呼吸"指外呼吸，尤其指呼吸运动。

◆ **鼻**

呼吸道的起始部和嗅觉器官。

◆ **咽**

鼻腔、口腔、喉后方的肌性管道，前后稍扁，略呈漏斗形，为呼道和消化道的共同通路。

◆ 喉

上连咽腔，下连气管，是呼吸通道，也是发音器官。

◆ 气管

有弹性的中空圆形管，上端于第 7 颈椎上缘与喉相连，下端在第 4～5 胸椎体交界处分为左、右支气管，后方为食管。气管由 16～20 节 "C" 形的软骨环构成。软骨环缺口开向后方，因此气管后壁为平滑肌纤维及结缔组织构成的膜壁，不影响其后方食管的扩张及食团的通过，软骨环间以环韧带相联结。气管黏膜多为假复层纤毛柱状上皮。中多杯形细胞，是单细胞腺，可分泌黏液。纤毛向喉部颤动以排除尘土、细菌等异物。气管受刺激及炎症时环形细胞增多，其分泌物成为痰的成分。气管切开术在第 3～4 或第 4～5 软骨环处进行。

◆ 支气管

在第 4～5 胸椎体交界水平从气管分出，亦由 "C" 形软骨环构成，但软骨逐渐变成小片状，数目亦渐减少。左支气管较细长，右支气管较粗短，且较直，气管异物易落入右支气管，黏膜与气管相同。

◆ 肺

呼吸系统最重要的部分，也有代谢功能。

◆ 胸膜

覆于肺表面的胸膜称胸膜脏层或肺胸膜。覆于胸廓内面及膈上面及纵隔的胸膜称胸膜壁层。两者于肺门处相移行，围成左右两个完全封闭的胸膜腔，腔内有少量浆液，借以减少摩擦。腔内为负压（低于大气压）。

吸气时胸廓扩大，肺组织被动扩张，回缩力加大，负压加大。呼气时胸廓和肺缩小，肺的回缩力减小，胸腔负压也减小，胸腔负压有助于肺维持扩张状态，也可降低中心静脉压，有助于静脉回流及右心充盈。壁层胸膜又分胸膜顶、肋胸膜、纵隔胸膜、膈胸膜。膈胸膜与肋胸膜转折处有膈肋窦，位置最低，吸气时肺部亦不能充满其间的腔隙。胸膜炎时此处常积有渗出液。

◆ 胸廓

形似中空的圆锥体，下大上小。胸廓以 12 个胸椎、12 对肋骨及胸骨为支架（骨性胸廓），肋骨间有肋间肌，胸廓下口由膈肌封闭，肋间肌和膈肌的活动使胸腔和肺的容量改变，借以完成外呼吸。所以胸廓也是呼吸器官。肋间外肌收缩，肋骨和胸骨上举时，胸廓的前后、左右径加大；膈肌收缩时穹窿顶向下移动，胸廓上下径加大，于是胸腔和肺容积增大，完成吸气动作。肋间外肌、膈肌是吸气肌。正常情况下，呼气动作是被动进行的，吸气肌松弛时，肋骨及胸骨下降，膈顶回升，胸腔及肺容积减小，构成呼气动作。只有用力呼气（呼吸快或气道阻塞时），腹肌及肋间内肌等呼气肌也收缩，呼气成为主动动作。用力吸气时，胸锁乳突肌及斜方肌亦参加收缩。

消化器官

消化器官是指构成人体的消化系统，将食物进行摄取、消化、吸收和同化的器官。

　　消化器官包括消化管和消化腺。其功能是摄取食物，进行机械性消化与化学性消化，将食物转化成可吸收营养物质及食物残渣，其中可吸收物质被消化管黏膜上皮细胞吸收，而食物残渣形成粪便经肛门排出体外。食物经过口腔的咀嚼，牙齿的磨碎，舌的搅拌、吞咽，胃肠肌肉的活动，将大块的食物变成碎小的，使消化液充分与食物混合，并推动食团或食糜下移，从口腔推移到肛门，这种消化过程叫机械性消化，或物理性消化。化学性消化则是指消化腺分泌的消化液对食物进行化学分解过程。由消化腺所分泌的各种消化液，将复杂的各种营养物质分解为肠壁可以吸收的简单化合物，如糖类分解为葡萄糖，蛋白质分解为氨基酸，脂类分解为甘油及脂肪酸。然后这些分解后的营养物质被小肠（主要是空肠）吸收进入血液和淋巴液。此外，口腔、咽等还参与呼吸、发音等功能活动。

　　消化管的起始部位是口腔，经咽、食管、胃、十二指肠、空肠、回肠、盲肠、阑尾、结肠、直肠至肛管，出口为肛门。临床上通常将口腔至十二指肠的消化管称上消化道；空肠到肛门的消化管称为下消化道。消化管中的口腔和咽为骨性支架的肌性管道，而其余部分均为肌性管道。消化管壁可分为4层：黏膜层是最内层，其中口腔、咽、食管及肛门上部为复层扁平上皮，以保护功能为主；胃、小肠、大肠的黏膜均为单层柱状上皮，以消化吸收功能为主。消化管黏膜层与黏膜下层在管腔内形成皱襞，内含微循环血管，神经终末支，微细淋巴管、淋巴结和腺体等，便于完成消化、吸收和分泌等功能。黏膜下层介于肌层和黏膜层之间，内含较大的血管、淋巴管、神经纤维、内脏神经节及腺体。肌层位于黏膜下层的外面，由横纹肌和平滑肌组成。口腔、咽、食管上段及肛管的肌层为骨骼肌，其余部分消化管的肌层均为平滑肌。在消化管的肌层和黏膜下层中有神经丛，内有自主神经节细胞，对消化管蠕动有调控作用。外膜为消化管的最外层，口腔和肛管上份的外膜是纤维结缔组织膜。在腹部的消化管表面被覆浆膜，由薄层结缔组织与间皮构成，见于胃、大部分小肠和大肠，其表面光滑，利于胃肠活动，属脏腹膜。

消化腺有小消化腺和大消化腺两种。小消化腺常散布于消化管各部管壁的黏膜层和黏膜下层内，如胃腺、肠腺等。大消化腺则是腺细胞迁移穿出消化管壁进入周围结缔组织，形成大唾液腺（腮腺、下颌下腺、舌下腺）、肝和胰，这些大的消化腺产生的消化液均借导管输送至消化管内。消化腺按细胞的分泌物性质可分为黏液腺、浆液腺和混合腺，其中下颌下腺是混合腺，其分泌物中既有黏液又有酶，黏液可润滑上皮，酶可促进消化；而腮腺是浆液腺，产生的分泌物含淀粉酶。

胃肠道还具有内分泌功能。在胃、小肠与大肠的上皮和腺体中散布着数十种内分泌细胞，其中以胃幽门部和十二指肠上段最

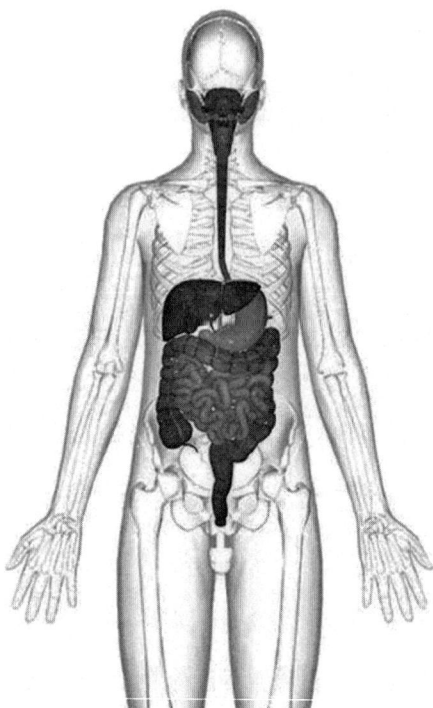

消化器官

多。这些内分泌细胞能合成和释放多种生物活性物质，即胃肠激素。这些激素多为肽类，脑内也有分布，故称脑肠肽，包括5-羟色胺、乙酰胆碱、胃动素、胆囊收缩素和促胰液素等，这些激素不仅在外周广泛地调节着胃肠道的各种功能，而且在中枢也参与对胃肠道生理活动的调节。

泌尿器官

泌尿器官是指构成泌尿系统的器官，为人体新陈代谢产物的重要排泄器官。

泌尿器官包括肾、输尿管、膀胱以及尿道。其功能除排泄代谢废物外，还有维持体液和电解质平衡等其他功能。在脊椎动物中，肾的进化分为前肾、中肾和后肾 3 个阶段。哺乳动物的肾属于后肾。人类的泌尿器官为进化过程中的最高级阶段，其结构和功能非常完善。

在泌尿器官中，肾可产生尿液。尿液内含有新陈代谢过程中产生的有毒物质、代谢废物，如尿酸、尿素、肌酸、肌酐、无机盐和多余的水分等；输尿管将肾产生的尿液运送至膀胱；膀胱为暂时贮存尿液的器官；尿道将膀胱内的尿液排出体外，从而维持人体的水电解质平衡和酸碱平衡。由肾分泌产生的肾素、促红细胞生成素、维生素 D 衍生物代谢的羟胆钙化醇和前列腺素等物质对人体内环境稳定的维持发挥极其重要的作用。

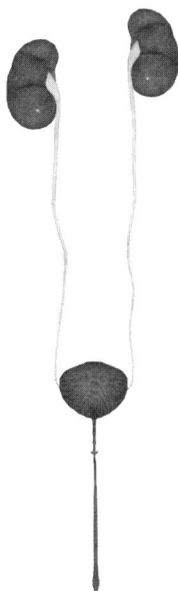

泌尿器官

生殖系统

生殖系统是人体与生殖有关的各器官的总称。与泌尿系统在发生上同源，因此这两个系统常相提并论，合称为泌尿生殖系统。男性的尿道除排尿外还有排精的功能；女性的阴道前庭尚有尿道开口。男女两性的生殖系统在胚胎期有共同的起源，但随后发生分化。男女生殖系统均分为：①生殖腺。产生生殖细胞及性激素（睾丸、卵巢）。②生殖道。输送生殖细胞。女性生殖道的一段演化为胚胎发育的场所（子宫）。③外生殖器。用以性交，协助两性生殖细胞结合。其中，生殖腺最为重要，其他器官为附性器官。人类为雌雄异体，仅极个别的个体具两性生殖腺（两性畸形）。

◆ 男性生殖系统

男性生殖系统包括男性内生殖器及男性外生殖器两部分。尿道既是泌尿系统的一部分，但精阜以下部分兼作输精管道。在临床上，男性生殖系统疾病常与泌尿系统外科病一并由泌尿科处理。

男性内生殖器

男性内生殖器包括睾丸、附睾、输精管、射精管、精囊腺、前列腺、尿道球腺、精索等部分。

睾丸

睾丸位于阴囊内，左右各一，卵圆形，于胚胎 7 周时由生殖嵴内无性别期的生殖腺分化而成。性成熟前发育缓慢，青春期后发育迅速。老年期逐渐萎缩。睾丸外有鞘膜囊，系胚胎期随睾丸下降的腹膜鞘突形成，内有少量浆液。每克睾丸组织每天可生成 1000 万个精子。男性 40 多岁后生精能力下降，但生精能力可持续至高龄。精子发生过程约需 60 天。睾丸的活动是经常性的，无明显的周期性变化。

附睾

附睾呈扁圆形，分头、体、尾 3 个部分，主要由附睾管组成，附睾管移行于输精管，能分泌液体，向精子供应营养，促进精子分化成熟。精子在精曲小管内不会运动，靠睾丸输出小管管壁平滑肌的收缩送入附睾，在附睾管内停留 10 天即活动活跃，并具授精能力。

输精管

输精管是附睾管的直接延续，圆索状、质肾韧。在活体内易触到，左侧者较长。输精管分四部分。其中，精索部位置表浅，在皮下容易触知，输精管结扎术在此进行。输精管有运送及贮存精子的作用。

射精管

射精管是由输精管壶腹末端与精囊腺排泄管合成的细管，穿入前列腺底，开口于尿道前列腺部。

精囊腺

精囊腺位于膀胱底部输精管壶腹外侧。呈长椭圆形，囊状，由迂曲的小管组成。表面凹凸不平。精囊腺于幼时较小，青春期后增大，老年期萎缩。精囊腺分泌黄色黏稠液体，组成精液。

前列腺

前列腺是不成对的实质性器官，含腺组织及肌组织。呈栗子状，前后扁平，质坚实。位于膀胱与尿生殖膈之间。前列腺在儿童期小，青春期后迅速增大。老年期萎缩，若结缔组织增生即称前列腺增生。前列腺的分泌液为精液的主要成分，前列腺素最早在前列腺分泌液中发现，故名（后知前列腺分泌液中的前列腺素主要由精囊分泌）。

尿道球腺

尿道球腺又称考珀氏腺，豌豆大小，坚硬，一对，位于尿道膜部外侧，埋藏于尿生殖膈尿道括约肌纤维内。排泄管细向前下方穿尿道海绵体球，开口于尿道膨大部。

精索

精索由结缔组织包裹输精管、输精管动静脉、精索内动脉、蔓状静脉丛、淋巴管、输精管神经丛、腹膜鞘突的残余等而成。

男性外生殖器

男性外生殖器包括阴囊、阴茎及尿道。阴茎根部上方耻骨部的阴毛分布略呈斜方形。

阴囊

阴囊是一个皮样囊袋，位于阴茎根部与会阴区之间，由皮肤、平滑肌、结缔组织等构成，色素沉着显著。外观粗糙，实则皮肤甚为菲薄柔软，含大量弹性纤维，富伸展性。皮肤上有稀疏的阴毛，皮脂腺多，汗腺少。一般情况下阴囊处于收缩状态，温度升高时及年老体弱者则松弛。阴囊正中线上有一条色深的纵行缝线——阴囊缝，将阴囊分为左右两部，通常左侧低于右侧。皮肤深部有致密结缔组织、弹力纤维、平滑肌组成的阴囊肉膜，与皮肤紧密愈着，脂肪组织少，作用为调节阴囊内的温度，以利于精子的发育和生存。在正中线上内膜突向深部，形成阴囊隔，将阴囊腔分成左右两半，包藏两侧的睾丸、附睾。

阴茎

阴茎为性交器官及排尿射精的通道。凸出于耻骨联合前下侧皮肤间。可分为根、体、头 3 个部分。阴茎根附着于耻骨弓，体前端膨大部称阴茎头或龟头，密布感觉神经末梢，对机械刺激十分敏感。其尖端有呈矢状位的尿道外口。

阴茎外覆皮肤，在阴茎颈处皮肤向内褶形成双层的包皮。内外两层皮肤围成环形的小口——包皮口，包皮内层与阴茎头皮肤之间的狭窄裂隙被称为包皮腔，腔内常有包皮垢（由皮脂腺分泌物与脱落上皮细胞组成）。

尿道

男性尿道始于膀胱的尿道内口，终于阴茎头的尿道外口。阴茎松弛时尿道呈 S 形弯曲。尿道内腔平时闭合成裂隙，排尿及排精时方扩大。男性尿道有 4 个狭窄、3 个扩大、2 个弯曲。狭窄部在尿道内口、膜部、海绵体部中段及外口，结石常停留于此。扩大部多在前列腺部、尿道球部及舟状窝。两个弯曲是：耻骨下弯，于耻骨联合下方 2 厘米处，凹向上、阴茎向任何方向变动时此弯曲均不变；耻骨前弯，于耻骨联合前下方，凹向下，阴茎上提时此弯曲变直，并与耻骨下弯连成一个凹侧向上的大弯曲，向尿道内插入器械时即采用此位置。

男性生殖系统的血管

睾丸动脉即精索内动脉，起自腹主动脉，随睾丸而从腹腔下降入阴囊，是供应睾丸、附睾的主要动脉。供应前列腺的是膀胱下动脉及直肠下动脉、阴部内动脉。阴茎的动脉丰富，主要是来自髂内动脉分支阴部内动脉的阴茎背动脉、阴茎深动脉。阴茎头血管尤丰富，连合成网。阴囊动脉亦多，有阴囊后动脉、阴囊前动脉、精索外动脉、睾丸静脉及附睾静脉在精索内合成蔓状静脉丛，左侧者入左肾静脉、右侧者入下腔静脉。前列腺的静脉丛经膀胱下静脉入髂内静脉。阴囊内有丰富的静脉网，后汇成静脉伴随同名动脉。

男性生殖系统的淋巴

睾丸、附睾的淋巴引流入腰淋巴结。其他器官的淋巴管亦丰富，分别注入髂内淋巴结、腹股沟淋巴结及小骨盆的淋巴结等。

男性生殖系统的神经

男性生殖系统的神经包括脊神经及植物神经。外生殖器有来自腰丛、骶丛的感觉神经分布。睾丸、前列腺等内生殖器有交感神经分布。睾丸的交感神经纤维发自脊髓第 10 ～ 11 胸节，通过肾丛、主动脉丛，随睾丸动脉分布于睾丸及附睾。又与输尿管交感神经丛、肠神经丛有吻合。所以输尿管结石时可有睾丸痛，睾丸外伤时可有腹痛。阴茎的感觉神经主要为阴部神经的分支阴茎背神经（骶丛），阴茎及包皮手术时，在阴茎根部进行阻滞麻醉此神经。交感、副交感神经来自下腹下丛（盆丛）分支随血管分布于阴茎海绵体。副交感神经兴奋时，阴茎内血管扩张，阴茎勃起。交感神经包括阴茎海绵体大、小神经，形成阴茎海绵体丛，射精后使动脉收缩，阴茎疲软。在人类，神经系统的高级中枢尤其是大脑皮质，对勃起有明显的控制作用。

◆ 女性生殖系统

女性生殖系统包括内生殖器及外生殖器。阴道介乎内外生殖器之间。内生殖器位于盆腔内，依靠其周围的韧带悬吊及下面骨盆底 3 层肌肉的支撑，以维持其正常位置。外生殖器暴露在外面，经阴道到子宫、输卵管。精子在输卵管的壶腹部与卵子相遇而结合。子宫是供给孕卵营养及胎儿居住并发育的场所。胎儿发育成熟后需通过骨产道和软产道从阴道口娩出。

乳房

乳房位于胸部，内有乳腺，是汗腺的变形，结构上似皮脂腺，虽起源于皮肤，功能上却与女性生殖系统密切相关。

女性内生殖器

包括卵巢、输卵管、子宫和阴道 4 个部分。

卵巢

卵巢是女性的性腺，具有产生卵子的生殖功能和分泌性激素的内分泌功能。一对，呈扁椭圆形。由于卵巢在不同时期有卵泡的生长及退化，表面凹凸不平。绝经后卵泡大致用竭。卵巢于胚胎第五周于尿生殖嵴的内侧开始发育，新生儿卵巢中的卵母细胞和周围的一层小圆形或梭形细胞组成初级卵泡。胎儿卵巢中约有 20 万个初级卵泡，但妇女一生中仅有 400 ～ 500 个卵泡发育成熟。青春期以后每月有一批卵泡同时开始发育，但只有一个卵泡成熟，排卵，这称为优势卵泡，其他卵泡发育到一定阶段即停顿，卵母细胞死亡而被吸收，这称为卵泡闭锁。卵泡的发展及其最后结局与卵泡内部的激素微环境及卵泡细胞的受体含量相关。成熟的卵泡中卵细胞增大，卵泡液增多，颗粒细胞被挤到周围。卵细胞透明带周围的颗粒细胞排列成辐射状，称放射冠。卵泡周围细胞间隙多血管，但血管达不到颗粒细胞层，颗粒细胞产生的激素大部分进入卵泡，小部分渗入血液。

排卵发生于月经来潮前的第14天左右，初级卵母细胞的成熟分裂发生在排卵之前。排卵后7～8天，黄体发展到最高峰，若卵未受精而死亡，黄体于排卵后9～10天开始萎缩，血管减少，细胞变性，黄色消退，最后细胞被吸收。若卵母细胞与精子相遇受精，即完成第二次减数分裂。卵巢类固醇性激素的生物合成途径有两条，首先合成的是孕激素，继之是雄激素，最后产品为雌激素。

输卵管

在子宫两侧各有一条，约10厘米长。内端与子宫腔相通。分输卵管分为间质部、峡部、壶腹部和伞部4个部分，间质部在子官基层里，向外为峡部、壶腹部，末端为伞部，开口于腹腔。输卵管壁分三层，内为黏膜；中为肌层；外层是浆膜层。浆膜层亦即腹膜的一部分。黏膜上皮有分泌细胞及带纤毛的细胞两种细胞，输卵管腔内的液体、纤毛及肌肉的蠕动促成精子和卵的运行。壶腹部的黏膜较厚，皱褶亦多，是精卵相遇的场所，受精卵很快到达峡部，但由于峡部括约肌的收缩而停留2～3天，在雌激素和孕激素的比例适当时，括约肌放松，受精卵可进入宫腔而着床。

子宫

子宫呈梨形，肌壁厚，中有腔的器官。上部为子宫体，下部为子宫颈，子宫体上端圆凸的部分称子宫底，在两侧输卵管子宫口的上方。上端两侧通输卵管的部位称子宫角。成人子宫的大小为7.5×4～5×3厘米。子宫体长占子宫全长的 2/3，儿童期的子宫颈较长，老年妇女整个子宫萎缩。子宫体是胎儿发育寄居的场所。子宫壁分三层：外层为子宫浆膜，是腹膜的一部分，但紧贴肌层。中层最厚，由交叉排列的平滑肌组成，血管丰富，肌肉收缩时压迫血管，起止血作用。靠近宫腔的一层是子宫内膜，由柱状上皮覆盖，有管状腺体。生育年龄妇女的子宫内膜，在卵巢激素的影响下发生周期性改变，出血和脱落，形成月经，妊娠期内膜增厚，变为蜕膜，腺体分泌物增多，为胚泡供给营养，以后蜕膜。参与胎盘及胎膜的构成。子宫前有膀胱，后有直肠，上方则为肠管。直肠与子宫之间的腹膜凹陷称为直肠子宫陷凹（道格拉斯氏腔），膀胱与子宫之间的腹膜凹陷称为膀胱子宫陷凹，均为腹腔最低部位。

子宫内腔（子宫腔）甚为狭窄，分上下两部。上部在子宫体内，为前后扁的三角形裂隙，下部在子宫颈内，称子宫颈管。子宫颈管的上口通子宫体腔，称颈管内口；下口通阴道即子宫口，又称颈管外口。宫颈腺体分泌黏液，形成一黏液栓，使子宫与外界相隔，是天然避免感染的屏障。排卵期在雌激素影响下，宫颈黏液变得清亮，拉丝性强，这有利于精子的穿入。

阴道

介于内生殖器和外阴之间的肌肉黏膜筒。子宫颈伸入阴道上端将其分为前、后、左、右 4 个穹窿。下面开口于前庭后方，阴道口为处女膜所遮盖，中有小孔。处女膜由两层黏膜中含纤维组织和血管构成，第一次性交时多撕裂。阴道口的肌肉环由会阴浅层及深层肌肉组成。阴道是性交的器官、月经血排出及胎儿分娩的途径。前壁长 7～8 厘米，后壁

12厘米。平时前后壁紧贴，但其间潜在空间很大，可容纳500毫升液体。阴道黏膜是复层鳞状上皮，受卵巢激素的影响，脱落的上皮细胞表现有周期性的变化。幼女及绝经后妇女阴道黏膜变薄，易发生感染。黏膜中虽无腺体，但在性兴奋期，阴道壁充血，产生润滑阴道的渗出物质。平日阴道依赖子宫颈黏液保持滑润。阴道前壁与膀胱尿道相接，后壁与直肠隔以结缔组织。

女性外生殖器

女性外生殖器又称外阴、女阴。包括耻骨联合至会阴及两股内侧之间的组织，主要有阴阜、阴毛、大阴唇、小阴唇、阴蒂、前庭、前庭球、前庭大腺几个部分。阴阜即耻骨联合前面隆起的脂肪垫。女性阴毛从青春期开始生长，是第二性征之一，分布区呈尖端向下的三角形。大阴唇是靠近两股内侧的一对纵长隆起的皮肤皱褶，与男性的阴囊同源。小阴唇位于大阴唇内侧，是一对薄皱襞，表面湿润，无毛，富含神经末梢，前方包绕阴蒂。阴蒂与男性的阴茎海绵体同源，富于神经末梢，极为敏感，可以勃起，是性感器官，受刺激可引起性兴奋。阴道前庭为两侧小阴唇之间的菱形区，前方有尿道口，后方有阴道开口，与男性尿道前列腺部同源。前庭球又称球海绵体，相当于男性的尿道海绵体，位于前庭两侧，由静脉丛组成，亦有勃起性。前庭大腺亦称巴托林氏腺，位于大阴唇后部，性兴奋期可分泌黏液，起润滑作用。

女性骨盆蜂窝组织

在骨盆筋膜、腹膜和盆腔器官之间充满疏松的结缔组织或称蜂窝组织，但在各个部位多少不同，膀胱与子宫峡部之间、膀胱的周围较多。

起保护脏器的作用，并能适应脏器的充盈和排空。中含血管和神经。下达盆底筋膜，上方与前腹壁的腹膜外脂肪及结缔组织相连，两侧达髂窝，并与阔韧带内的稀松组织（子宫旁组织）相通。

女性生殖系统的血管

卵巢动脉直接来源为腹主动脉，下行进入骨盆漏斗韧带分为两支，一支经卵巢系膜入卵巢门，另一支经输卵管系膜分支到输卵管，与卵巢系膜中的动脉吻合，两支都走向子宫角与子宫动脉分支吻合。子宫动脉呈螺旋状，是子宫血流的主要来源。

女性生殖系统的淋巴

女性生殖器官有丰富的淋巴管及淋巴结，多伴随相应的血管，汇集于沿髂动脉的各淋巴结、沿腹主动脉周围的腰淋巴结。外阴、阴唇、会阴、肛门及附近皮肤的淋巴注入腹股沟浅淋巴结，一部分入大隐静脉周围的浅淋巴结，最后均进入腹股沟深淋巴结。阴蒂及其附近的淋巴直接流入腹股沟深淋巴结。

子宫颈和阴道上 2/3 的淋巴有 3 条通径：①髂内淋巴结。收纳入髂总动脉及主动脉组。②闭孔淋巴结。③骶前淋巴结。子宫体下部的淋巴与子宫颈的淋巴汇合。子宫体上部和子宫底的淋巴多入髂、腰和主动脉淋巴结，少数淋巴管沿圆韧带到浅腹股沟淋巴，输卵管及卵巢的淋巴主要到主动脉旁淋巴结的上部。

女性生殖器的神经

女性生殖器的神经包括脊神经（主管随意肌并向心传导感觉冲动）及植物神经（调节盆腔内脏功能）。

阴部神经是脊神经，由第 2 ～ 4 骶神经的分支组成，在阴部分成两支：会阴神经及阴蒂背部神经。会阴神经有感觉纤维及运动纤维，后者支配肛门外括约肌、肛提肌和会阴浅层肌。阴蒂背部神经是感觉神经。

盆腔器官主要由植物神经系统支配。交感神经纤维自腹主动脉前神经丛分出，下行到盆腔分两部分。一为卵巢神经丛，经卵巢门入卵巢，并有分支到输卵管；另一形成骶前神经丛，向下绕过直肠分为左、右两束腹下神经丛，再通过子宫骶骨韧带到子宫颈侧方疏松组织中形成骨盆神经丛或子宫阴道丛。由此再沿阴道上部与膀胱的血管丛形成二级神经丛分布到子宫和阴道穹窿。来自第 2 ～ 4 骶神经的副交感神经纤维含向心传导的感觉神经纤维，亦进入骨盆神经丛，所以骨盆神经丛的神经支配子宫的肌肉活动，又从子宫传导向心的感觉冲动到中枢。子宫收缩受神经系统的支配，但子宫平滑肌具自主活动，完全切断神经供给，仍有节律收缩，可完成分娩活动。

◆ 会阴

广义的会阴指骨盆底，是由肌肉和筋膜形成的软组织层，封闭骨盆出口。从耻骨联合最低点向两侧耻骨支、坐骨支、坐骨结节及骶结节韧带延伸，达尾骨尖端。中间有尿道、阴道和直肠通过。支撑着盆腔内各个器官。狭义的会阴指肛门与外生殖器中间的软组织，包括皮肤、肌肉、筋膜。女性会阴外部从肛门到阴门裂后端，距离短；男性则由肛门到阴囊，距离长，会阴表面正中线有一条深色的会阴缝，在男性，向前连续阴囊缝。会阴外表面积很小，实际上范围很大。

男女两性会阴部构造略有不同。在女性分娩损伤引起的骨盆底松弛，可影响盆腔器官的位置和功能。骨盆底肌肉可分为 3 层，由外向内为浅层筋膜和肌肉、尿生殖膈、骨盆膈。在外阴皮肤和皮下组织的内面有会阴浅筋膜。浅筋膜的内面有肛门外括约肌及球海绵体肌（男性的球海绵体肌收缩时压挤尿道海绵体球，促进勃起及射精；女性若收缩时使阴道狭窄，并挤压前庭大腺及前庭球）、会阴浅横肌、坐骨海绵体肌（男性若收缩时使阴茎白膜紧张，有助勃起）。

尿生殖膈为广义会阴的前部，即耻骨弓与两坐骨结节形成的三角区，有两层强韧的筋膜和一薄层肌肉（包括尿道膜部括约肌及会阴深横肌），会阴的中心腱由两侧球海绵体肌、会阴浅横肌、会阴深横肌和肛门括约肌在会阴部中线会合而形成。骨盆膈是骨盆底的主要部分，由肛提肌及其上、下筋膜组成，形成漏斗状，凹面向内（上方）。肛提肌由耻骨尾骨肌、髂骨尾骨肌及坐骨尾骨肌 3 对肌肉组成，在肛提肌的下面（外面），有一层筋膜称肛筋膜，是盆膈的下筋膜，在骨盆前半部分裂为两层，成为尿生殖膈的上下筋膜。在肛提肌的上面（内面）有一层坚韧有力的筋膜，称骨盆筋膜，其壁层部分与骨盆壁肌肉上的筋膜相连，其脏层部分包围着盆腔脏器，如阴道、子宫颈、膀胱、直肠的肌肉外面。骨盆筋膜某些部分的结缔组织特别肥厚并与盆腔脏器的肌肉纤维汇合形成韧带，对盆腔器官起支持作用，如耻骨膀胱宫颈韧带对阴道前壁和膀胱起支持作用。子宫骶骨韧带也被认为是盆筋膜加强的部分。

本书编著者名单

编著者（按姓氏笔画排列）

丁文龙　　王　玮　　孙晋浩　　李　辉

李云庆　　李志军　　李金莲　　李瑞锡

张富兴　　陈　晶　　陈明峰　　林默君

罗学港　　郭开华　　郭世绂　　扈燕来

董玉琳　　董晓光　　焦海霞　　鲁亚成

谭立文